Alfred Sigrist   Appenzeller Naturarztpraxis

Appenzeller Naturarztpraxis

Alfred Sigrist

Appenzeller Verlag

Copyright:	© 2001 by Appenzeller Verlag
	CH-9101 Herisau
Gestaltung:	Lukas Weber, Appenzeller Verlag
	CH-9101 Herisau
Fotos:	Hans Ulrich Gantenbein, Waldstatt
Herstellung:	Appenzeller Medienhaus
	Schläpfer AG, Herisau
ISBN:	3-85882-313-9

Inhaltsverzeichnis

- 7 Zu diesem Buch
- 9 Einiges über Homöopathie

- 11 Abszesse
- 13 Abmagerung
- 15 Akne vulgaris – Unreine Haut
- 19 Allergien
- 22 Angina – Mandelentzündung
- 26 Arterienverkalkung
- 31 Arthrose
- 35 Bettnässen
- 37 Blasenkatarrh
- 42 Blutarmut
- 47 Bronchial-Asthma
- 52 Cholesterin
- 54 Depressionen
- 58 Diabetes
- 63 Durchfall
- 67 Ekzeme – Hautkrankheiten
- 68 Frühlingsmüdigkeit
- 73 Gallensteine
- 76 Gedächtnisschwäche
- 82 Gelbsucht
- 85 Gicht
- 90 Grippe und fieberhafte Erkältungskrankheiten
- 96 Gürtelrose
- 100 Hämorrhoiden
- 105 Hautkrankheiten
- 108 Herz- und Kreislaufstörungen
- 114 Heuschnupfen
- 117 Hexenschuss
- 119 Hoher Blutdruck (Hypertonie)
- 124 Immunschwäche
- 127 Kopfschmerzen
- 133 Krampfadern

138	Krebs
147	Leberfunktionsstörungen
151	Magenbeschwerden
156	Migräne
160	Nasen- und Nebenhöhlenkatarrh
164	Nervenschwäche
168	Neuralgie
172	Neurodermitis – Hautkrankheiten
174	Niedriger Blutdruck (Hypotonie)
177	Nierenentzündung
181	Nierensteine
185	Osteoporose
189	Prostataleiden
193	Rheuma
197	Schlaflosigkeit
202	Schuppenflechte (Psoriasis) – Hautkrankheiten
203	Übergewicht
208	Verstopfung
213	Wechseljahre
217	Stichwortverzeichnis
224	Zum Autor

Zu diesem Buch

Durch die Entwicklung der chemischen Industrie hat der heutige Mensch alte, einfache und bewährte Haus- und Heilmittel der Natur- und Volksmedizin aus den Augen verloren. Das von unsern Vorfahren im Laufe der Jahrhunderte auf empirischem Wege gewonnene Erfahrungsgut der Heilkunde führte am Rande der modernen Medizin ein stiefmütterliches Dasein. Helfen und Heilen schienen ausserhalb der offiziellen Medizin gar nicht mehr möglich zu sein. Man belächelte diejenigen, die noch mit Heilpflanzen hantierten und betrachtete sie als Aussenseiter.

Doch bald zeigte sich auch die Kehrseite der Medaille. Die Erwartung, dass die synthetisch hergestellten Arzneimittel bald alles heilen könnten, hat sich nicht erfüllt. Ausserdem hat sich gezeigt, dass stark wirkende und oft auch sündhaft teure Mittel der Pharma-Industrie oft erhebliche Nebenwirkungen nach sich ziehen.

Heute hat bei vielen Ärzten und Patienten eine Rückbesinnung zu den guten alten Kräften der Natur eingesetzt. Man sucht wieder vermehrt nach Mitteln, die wenig oder gar keine Nebenwirkungen verursachen. Verschiedene Forscher sind der Ansicht, dass in der Pflanzenwelt noch viele ungehobene Schätze liegen, welche die Medizin bereichern könnten. Sie beginnen die Inhaltsstoffe zu untersuchen und für die Praxis nutzbar zu machen.

In diesem Buch finden Sie eine Fülle praktischer Winke und erprobter Heilrezepte. Vereint mit den Erkenntnissen unserer Tage sind sie wertvolle Helfer für die Erhaltung, Stärkung und Wiedergewinnung unserer Gesundheit. In leicht fasslicher Art finden Sie Aufschluss über Ursachen, Entstehung und Behandlung unserer häufigsten Krankheiten. Wie froh ist man, bei Beschwernissen des Alltags ein natürliches, zuverlässiges Mittel aus dem Erfahrungsschatz der Natur- und Volksmedizin bei der Hand zu haben, ohne Belastung von Körper und Geldbeutel. Heute steht die Gesundheit bei den meisten Menschen an oberster Stelle, und doch muss man sich wundern, wie wenig für die Gesundheit getan wird und wie viel dagegen. In der ersten Hälfte unseres Lebens opfern wir Gesundheit, um Geld zu verdienen; und in der zweiten Hälfte opfern wir das Geld, um die Gesundheit wieder zu erlangen. Verschiedene chronische Krankheiten sind der Preis, den viele Menschen für jahrelange unzweckmässige Lebensweise und falsche Ernährung zu zahlen haben. Der Mensch ist erst bereit, etwas für seine Gesundheit zu tun, wenn er sie verloren hat. Dann ist es oft schwer, eine Rückkehr zur Gesundheit und Vernunft zu finden. Der Patient ist meist abhängig von verschiedenen Medikamenten.

In der Medizin des 21. Jahrhunderts wird die Gesundheitsvorsorge eine grosse Rolle spielen. Wenn man die grossen Geisseln der Menschheit wie Kreislaufkrankheiten, Herzinfarkt, Schlaganfall, Diabetes, Osteoporose, Krebs besser in den Griff bekommen will, ist dies nur durch vorbeugende Massnahmen möglich. Wenn ein Vollbrand ausgebrochen ist, kommt die Feuerwehr meist zu spät. Der Mensch unserer Tage tut für seine Gesundheit oft zu wenig. Er ist besorgt um die Wartung seines Autos, die Pneus müssen richtig gepumpt sein, die Batterie und der Ölstand müssen in Ordnung sein. Für sich selbst tut er erst etwas, wenn der Motor deutlich stottert.

Dieses Buch will weder den Arzt ersetzen noch in unklaren Krankheitsfällen zu Selbsthilfe verleiten. Doch verlangt das Gesundwerden oft auch Ihre Mithilfe, ein gewisses Mass an Eigeninitiative und Bereitschaft, ungünstige Lebensgewohnheiten zu überwinden. Die Verantwortung für die seelisch-geistige und körperliche Gesundheit kann uns kein Mensch abnehmen. Nicht passive Hinnahme der Krankheit soll unser Ziel sein. Bei vielen Krankheiten ist es dem Patienten möglich, durch eigene Leistung zur Heilung beizutragen.

Alfred Sigrist
Teufen, im Januar 2001

Einiges über Homöopathie

Das Grundprinzip der Homöopathie «Ähnliches wird durch Ähnliches geheilt!» ist einfach und verblüffend. Es basiert auf der von Samuel Hahnemann (1755–1843) aufgestellten These, dass eine Substanz, welche in grossen Dosen gewisse Krankheitssymptome hervorbringt, in kleinen Dosen eine mit ähnlichen Symptomen einhergehende Krankheit heilt. Auf dieses Prinzip ist er gestossen, als er entdeckte, dass Chinarinde in grossen Gaben wechselfieberähnliche Erscheinungen bewirkt, und dass dieselbe Chinarinde in starken Verdünnungen Wechselfieber heilt. Bei weiteren Selbstversuchen Hahnemanns mit andern Stoffen ergab sich: Je mehr das Gesamthauptbild eines erkrankten Menschen (mit seinen subjektiven und objektiven Erscheinungen) mit dem Gesamtbild des Arzneimittels übereinstimmt, desto schneller kann sich die Heilwirkung vollziehen. Als Grundstoffe verwendete Hahnemann Substanzen aus dem Pflanzen-, Tier- und Mineralreich. Erst durch Verdünnen (Potenzieren) wird die dynamische Heilwirkung zum Erwachen gebracht. Dadurch verlieren selbst Giftpflanzen ihre bösartigen Eigenschaften und präsentieren sich als wirksame Heilmittel. Hier gilt der Satz des Paracelsus: «Ob eine Substanz giftig ist, hängt allein von der Dosis ab!»

Homöopathische Mittel wirken Hand in Hand und in Übereinstimmung mit der Naturheilkraft des Organismus. Der Heilprozess ist nicht das Resultat der Arzneiwirkung, sondern die kleinen Dosen regen im Organismus Kräfte zur Selbstheilung an. Der offiziellen Medizin fiel es lange Zeit schwer, die Homöopathie anzuerkennen. Stein des Anstosses waren die hohen Verdünnungen der homöopathischen Medikamente. Man war gefangen im materiellen Denken und konnte sich nicht vorstellen, dass so kleine Dosen eine Wirkung ausüben. Seine Vorurteile gegenüber der Homöopathie überwunden hat Professor August Bier, einer der namhaftesten Chirurgen Deutschlands. Er schrieb 1925 in seinem Buch «Wie sollen wir uns zur Homöopathie stellen»: «Einen richtigen Einblick in das Wesen der Homöopathie bekam ich erst, als ich 1920 anfing, ihre Quellenwerke zu studieren. Ich musste mir sagen, dass mir viele Irr- und Umwege erspart geblieben wären, wenn ich mit diesem Studium schon dreissig Jahre früher begonnen hätte!»

Heute ist die Homöopathie in der offiziellen Medizin zwar immer noch nicht gänzlich anerkannt. Ihre Wirkungsweise lässt sich immer noch nicht nach den üblichen wissenschaftlichen Methoden beweisen. Weltweit wenden aber mehr und mehr Mediziner auch homöopathische Arzneien an. Immer häufiger wird in namhaften wissenschaftlichen Zeitschriften positiv über homöopatische Medizin berichtet. Die Heilerfolge dieser sanften Behandlungsmethode lassen sich nicht mehr länger ignorieren, oder durch den blossen Glauben der Patienten erklären. Auch mit Mystik und Okkultismus, wie dies von gewissen religiösen Kreisen schon behauptet wurde, hat die Homöopathie nicht das Geringste zu tun. Sie ist eine Heilmittellehre, deren Arzneimittelwirkungen durch Prüfungen und Nachprüfungen einwandfrei festgestellt wurden.

Abszesse

Ein Abszess beginnt als druckempfindliche Schwellung, die sich schnell vergrössert und rötet; eine gelblich schimmernde Stelle in der Mitte zeigt die Sammlung von Eiter an. Die Ursache der Entstehung sind Eitererreger (Staphylokokken), die sich von aussen in Talg- oder Schweissdrüsen festsetzen. Wenn es zur Bildung von Eissen an verschiedenen Körperteilen kommt oder wenn sich in Schüben immer wieder neue Abszesse bilden, spricht man von Furunkulose. Das Auftreten von Furunkulose wird begünstigt durch Stoffwechselstörungen auf konstitutioneller Grundlage, besonders durch Blutarmut, Fettsucht oder Diabetes. In solchen Fällen muss das Grundleiden behandelt werden. Das Ausdrücken eines Abszesses sollte man unbedingt vermeiden, weil dadurch ein Teil des Eiters in die benachbarten Lymphgefässe gedrückt wird, was eine bedeutende Verschlimmerung nach sich ziehen kann. Voreiliges Schneiden, bevor der Abszess reif ist, gilt als schwerer Kunstfehler.

Hausmittel

Lehm Eines der ältesten und besten Mittel, um Abszesse zur Reife zu bringen, ist der Lehm. Man rührt Lehm mit Wasser zu einem Brei und macht damit Umschläge, die man alle 2 Stunden erneuert.

Malven Kompressen mit Malventee oder die Auflage von Malvenblättern haben sich zum Erweichen und «Aufzeitigen» von Abszessen bewährt. Sie wirken entzündungshemmend, schmerzstillend und erweichend. Man erwärmt Malvenblätter mit wenig Wasser, legt sie auf und bedeckt sie mit gut abschliessenden Tüchern.

Hefe Wer an Furunkulose leidet, sollte regelmässig Hefepräparate einnehmen.

Homöopathische Mittel

Sulfur D6 — Unbestritten bei der Behandlung von Furunkulose ist die günstige Wirkung des Schwefels. Durch dieses Mittel können oft sehr hartnäckige Fälle innerhalb von 6 bis 8 Wochen geheilt werden. Man nimmt Sulfur D6 in Tablettenform 4 Wochen lang ein und wechselt ab mit Sulfur jodatum D6.

Silicea D6-D12 — Besonders geeignet bei Abszessen am Nacken.

Hepar sulfuricum D4-D6 — Beschleunigt die Reifung eines Abszesses und die Eiterbildung.

Abmagerung

Wenn keine besonderen Krankheitszeichen vorhanden sind, ist Magerkeit durch eine Schwäche des gesamten Verdauungsapparats und durch mangelhafte Ausnutzung der Nahrung verursacht. Oft liegt der konstitutionellen Magerkeit eine familiäre Veranlagung zugrunde, oder es können seelische Konfliktsituationen die Ursache sein. Eine zunehmende Abmagerung kann die Folge eines anderen Leidens wie Diabetes, Schilddrüsenüberfunktion, Tuberkulose, Erkrankungen von Magen, Darm, Bauchspeicheldrüse oder Krebs sein. In solchen Fällen muss natürlich das Grundleiden behandelt werden.

Bei Magerkeit meide man Überanstrengung und Stress. Der Appetit und die Verdauung können durch Bewegungstherapie, Spaziergänge und leichte Gymnastik verbessert werden. Einer Mangel- und Fehlernährung wird durch eine geeignete Vollwertkost entgegengewirkt.

Hausmittel

Isländisches Moos — Ein altes Hausmittel bei Abmagerung und allgemeiner Schwäche ist das Isländische Moos: 1 Teelöffel voll wird mit einer Tasse Wasser aufgekocht, täglich 2 Tassen trinken.

Bockshornkleesamen — Nach der Einnahme von pulverisierten Bockshornkleesamen, während 4 bis 6 Wochen täglich getrunken, wurde eine regelmässige Gewichtszunahme von 2 bis 4 Kilogramm beobachtet. Dieser Tee regt die Esslust mächtig an und wirkt stärkend bei Müdigkeit und Abgespanntheit. Man nehme 1 Teelöffel Bockshornkleesamen, setze sie mit 2 Tassen Wasser kalt an und koche sie kurz auf. Man trinke den Tee tagsüber in 2 bis 3 Portionen.

Betonienkraut — Personen, die ohne sichtbare Ursache abmagern, gebe man täglich 1 bis 2 Tassen Tee aus Betonienkraut. Die Pflanze wurde früher gegen Schwindsucht gebraucht (Auszehrung), daher der Name Zehrkraut.

Milch — Bei konstitutioneller Magerkeit erzielt man runde Körperformen, indem man frische Milch mit etwas Zitronensaft ansäuert und täglich zweimal $^1/_4$ Liter trinkt.

Homöopathische Mittel

Arsen D6-D12 — Eines der besten Mittel des homöopathischen Heilmittelschatzes ist Arsen. Es hat sich nach dem Ersten und Zweiten Weltkrieg bei Unterernährten sehr bewährt, selbst wenn Hungerödeme vorhanden waren. Es ist erstaunlich, wie durch dieses Mittel die körperliche und geistige Leistungsfähigkeit gesteigert wird.

Phosphor D6-D12 — Das zweite Mittel bei Personen, die nicht zunehmen wollen, ist der Phosphor. Er ist ebenfalls ein kräftigendes Mittel bei grosser Schwäche und Hinfälligkeit. Er passt besonders gut für junge Leute, die schnell wachsen und wegen Rückenschwäche zu einer gekrümmten Haltung neigen.

China D4-D6 — Eignet sich besonders bei Rekonvaleszenten mit welker, schlaffer Haut, nervöser Erschöpfung, Neigung zu Schweissen und leichtem Frösteln.

Lycopodium D4-D6 — Geben wir schwächlichen Kindern, die an Verdauungsstörungen, Blähungen oder Verstopfung leiden und ein Verlangen nach Süssigkeiten haben.

Natrium muriaticum D6-D30 — Mittel der Wahl bei blutarmen Patienten, die trotz gutem Appetit und reichlicher Ernährung an Substanz verlieren, frösteln, ein blasses Aussehen und Verlangen nach gesalzenen und sauren Speisen haben.

Akne vulgaris – Unreine Haut

Dieses hartnäckige Hautleiden verunziert mit hässlichen Eiterpickeln, Pusteln und Mitessern das Gesicht junger Menschen beiderlei Geschlechts. Manchmal sind diese Hauterscheinungen recht ausgedehnt, sodass grosse Partien des Gesichts, der Brust und des Rückens in Mitleidenschaft gezogen werden. Durch Hormonumstellungen während der Pubertät kommt es zu Überfunktion und Verstopfung der Talgdrüsen und zu entzündlichen Hautreaktionen. Heute sind es nicht allein die Teenager, die unter Akne leiden. Immer mehr Frauen im Alter zwischen 25 und 50 Jahren bekommen plötzlich solche Pusteln und Pickel, die oft hartnäckig allen Behandlungsversuchen widerstehen. Die Ursache liegt oft in Störungen des Gleichgewichts der Geschlechtshormone. Bei jungen Leuten wird diese Hauterkrankung nicht selten zu einer psychischen Belastung. Die Betroffenen leiden seelisch darunter. Sie fühlen sich ausgeschlossen und meiden darum Gesellschaft.

Ernährung

Bei der Behandlung dieses Leidens kommt der Ernährung und Lebensweise eine besondere Bedeutung zu. Auf Schweinefleisch, Wurstwaren, Süssigkeiten und Pommes-frites soll verzichtet werden. Falls der Akne-Patient unter Stuhlverstopfung leidet, muss die Darmfunktion durch eine ballaststoffreiche Nahrung angeregt werden. Zu empfehlen ist eine Ernährung mit viel frischen Gemüsen, Salaten, Obst und mit Vollkornprodukten.

Hausmittel

Stiefmütterchen — Ein bevorzugtes Heilkraut zur Behandlung von Akne ist das Stiefmütterchen, auch Ackerveilchen genannt (Viola tricolo-

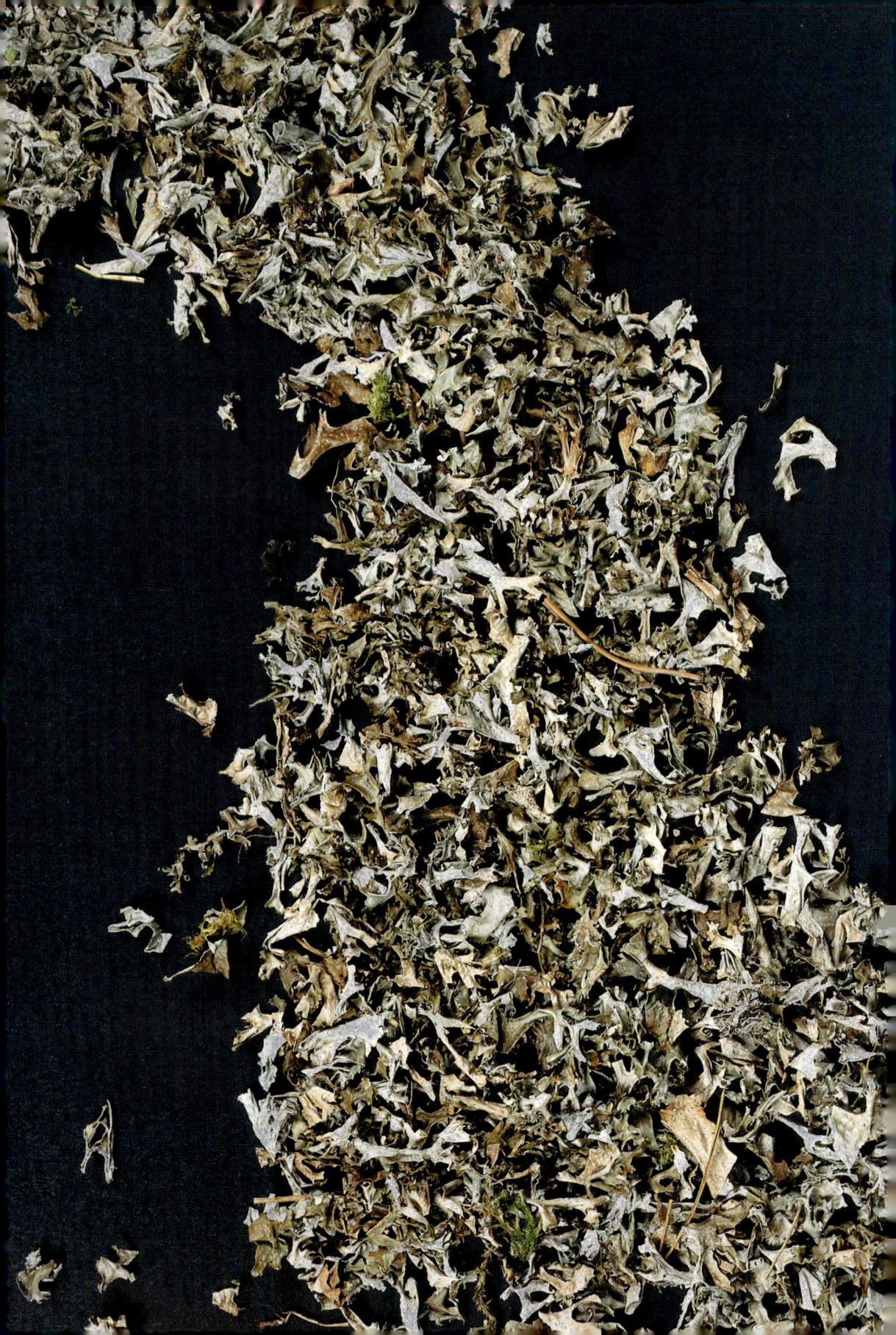

ris). Man trinkt täglich 2 bis 3 Tassen Stiefmütterchentee über einen längeren Zeitraum (6 bis 8 Wochen). Am Anfang der Kur kommen die Pusteln richtig heraus, dann beginnt sich das Hautbild zu klären.

Teemischung Sehr bewährt hat sich eine Teemischung aus gleichen Teilen Walnussblätter, Stiefmütterchen, Schafgarben und Rosmarinblättern: 2 Teelöffel mit $^1/_4$ Liter Wasser überbrühen, 10 Minuten ziehen lassen, absieben.

Johannisöl Bei Akne und andern entzündlichen Hautleiden kann Johannisöl oft heilen. Eine Ärztin aus Sofia (Bulgarien) berichtet in einer kosmetischen Fachzeitschrift: «Das Heilöl aus Johanniskraut wirkt oft besser und schneller bei Akne vulgaris als die sonst üblichen Salben, die häufig Kortison enthalten.»

Roggenbrot Der regelmässige Genuss von Roggenbrot bringt Akne und Pickel im Gesicht zum Verschwinden.

Bärlauch Bärlauchblätter, fein zerschnitten und täglich unter den Salat gemischt, sind eines der besten Mittel bei Akne und Pickel junger Leute.

Kamille, Rosmarin oder Schafgarbe Gesichtsdampfbäder mit Kamillen, Rosmarin oder Schafgarben wirken entzündungswidrig und weichen Aknepusteln auf. Man übergiesst 1 bis 2 Esslöffel dieser Kräuter mit kochendem Wasser und lässt die heilenden Dämpfe unter einem Handtuch auf das Gesicht einwirken.

Heilerde Zur äusserlichen Anwendung bei Akne werden Packungen mit Heilerde empfohlen. Heilerde wird mit Karottensaft zu einem Brei verrieben, mit den Fingerspitzen auf das Gesicht verteilt, etwa eine halbe Stunde einwirken lassen.

Isländisches Moos *Cetraria islandica*. Diese schleim- und bitterstoffhaltige Pflanze ist eigentlich kein Moos, sondern eine Flechte. Sie ist ein beliebtes Mittel der Volksmedizin bei Katharrhen und Verschleimungen der Atemwege wie Husten, Bronchitis, Lungenaffektionen. Das Isländische Moos hat einen guten Ruf als Tonikum bei allgemeiner Schwäche, Appetitlosigkeit und Abmagerung.

Homöopathische Mittel

Sulfur D6-D12 — Bei unreinem Teint, Akne oder Pickeln ist Sulfur das Hauptmittel. Es empfiehlt sich bei Hautjucken, besonders nachts, übelriechender Ausdünstung, wenn der Patient stark schwitzt und an Verstopfung leidet, die häufig eine Begleiterscheinung und Mitursache der Akne ist.

Natrium muriaticum D6-D12 — Schnelle körperliche und geistige Ermüdung, Bläschen, Pusteln, Hautausschläge, trockene Haut, Frösteln, kalte Hände und Füsse, schwache Zirkulation; passt gut für bleichsüchtige Mädchen, die zu Regelverspätung neigen.

Pulsatilla D4-D12 — Pickel, Jucken der Haut; passt gut für leicht frierende Mädchen mit schwacher Regel. Vorteilhaft ist, das Mittel im Wechsel mit Sulfur zu verabreichen.

Graphites D6-D12 — Verstopfung, Blutarmut, spärliche Regel, Neigung zu Trägheit und Korpulenz, Neigung zu Verstopfung, Verschlimmerung der Akne zur Zeit der Regel (Sepia, Pulsatilla).

Sulfur jodatum D4-D6 — Akne, die in Furunkulose ausartet; geschwollene Lymphdrüsen, vergrösserte Rachenmandeln, chronischer Rachenkatarrh.

Allergien

Allergie ist eine Fehlleistung unseres Abwehrsystems, das gegen gewisse Substanzen eine sinnlose und schädliche Abwehrreaktion auslöst. Einzelne Menschen reagieren überempfindlich auf bestimmte Speisen und Getränke wie Milch, Eier, Fische, Soya, Nüsse, Tomaten oder auf gewisse Medikamente. Häufige Allergie-Auslöser sind Blütenpollen, Tierhaare oder der Kontakt mit gewissen Chemikalien, Waschmitteln, Zement oder Mehl. Auch Nickel ist eine häufige Ursache von Kontaktallergien. Nickel-Allergien findet man besonders bei Frauen, denn sie tragen oft von klein auf Ohrringe und anderen Modeschmuck, der Nickel enthält. Nicht beachtet wird häufig, dass neue Möbel, Teppiche und Tapeten lange Zeit Reizstoffe freisetzen können. Deshalb sollten Sie die Wohnung während 4 bis 6 Wochen nach einer Neueinrichtung täglich ausgiebig lüften. Hängen Sie Kleider nach einer chemischen Reinigung 2 bis 3 Tage lang jeweils einige Stunden an die frische Luft. Durch die zunehmende Verschmutzung der Umwelt haben Allergien bedeutend zugenommen. Unsere Luft ist mit Rauch und Industriestaub verschmutzt, die Erde ist mit Chemikalien verseucht, das Wasser unserer Seen und Flüsse mit Schadstoffen aller Art belastet. Die Reaktionen auf Allergie auslösende Stoffe sind verschieden. Sie können als Heuschnupfen, Augenbindehautentzündung, Asthma, Migräne, Hautausschläge, Gelenkschmerzen und so weiter in Erscheinung treten.

Behandlung

Um eine Allergie wirksam zu bekämpfen, muss in erster Lienie der Auslöser ermittelt werden. Dies erfordert oft viel Geduld und detektivischen Spürsinn. Da man heute weiss, dass das Immunsystem eine wichtige Abwehrfront gegen Allergene bildet, sollte die Behandlung in erster Linie darauf hinzielen, das Immunsystem zu stärken und den Menschen als

Ganzes so gesund wie möglich zu erhalten. Allergische Hauterkrankungen sehen wir oft schon in wenigen Wochen verschwinden, wenn zu einer Vollwertnahrung mit viel Salat, Obst und Vollgetreide übergegangen wurde. Nachteilig wirken Weissmehlprodukte, weisser Zucker und fette Speisen.

Bei der Behandlung allergischer Hautreaktionen wie Neurodermitis, spielt oft der psychische Zustand des Patienten eine Rolle. Stress, Ärger, Kummer, berufliche oder private Schwierigkeiten können das Leiden bedeutend verschlimmern. Dagegen kann in positiven Phasen des Lebens eine deutliche Besserung eintreten.

Bei gewissen Berufsallergien wie dem Bäcker- oder Zementekzem ist oft das einzige sichere Mittel das Ausschalten des Allergens, was manchmal nur durch einen Wechsel des Berufs möglich ist.

Bei der Ermittlung der Krankengeschichte von Allergikern, stösst man oft auf vorhergehende Antibiotika-Anwendungen. Diese haben nebst den krankmachenden Keimen auch die für ein gesundes Immunsystem so wichtigen Darmbakterien beseitigt.

Ringelblumenblüten *Calendula officinalis*. Diese Heil- und Zierpflanze schmückt mit ihren gelborangen Blüten oft bis in den November hinein Gärten, Anlagen und Friedhöfe. Eine aus den Blütenköpfen hergestellte Salbe fördert die Wundheilung bei Verbrennungen, Riss- und Quetschwunden. Innerlich genommen empfehlen sich Ringelblumenpräparate bei Entzündungen der Magenschleimhaut und der damit verbundenen Neigung zu Geschwürbildung und zur Anregung des Gallenflusses.

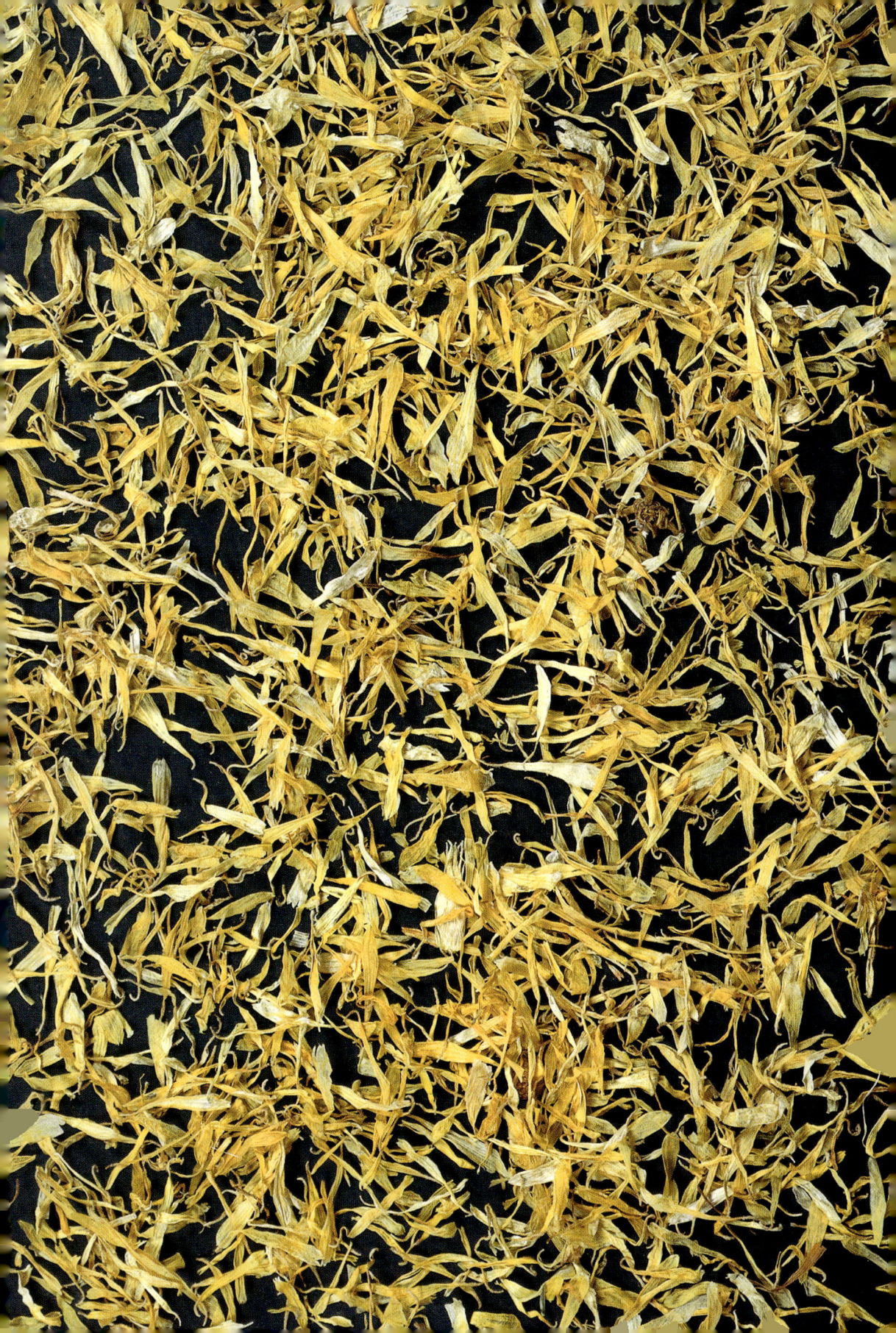

Angina – Mandelentzündung

Angina ist eine bakterielle Entzündung, besonders im jugendlichen Alter. Oft ist sie Begleiterscheinung einer akuten oder chronischen Erkältung oder einer Infektion. Sie beginnt gewöhnlich mit Rötung und Schwellung des Gaumens, Rachens und Mandelbereichs. Der Patient klagt über Schluckbeschwerden und ein Stechen im Hals, das zuweilen bis ins Ohr ausstrahlt. Dabei besteht meist ein allgemeines Krankheitsgefühl mit Fieber und Gliederschmerzen.

Durch naturheilkundliche Massnahmen kann eine einfache Mandelentzündung schnell zum Abklingen gebracht werden. Oft ist eine Angina ein Warnsignal. Sie zeigt, dass an einer andern Stelle des Körpers etwas nicht in Ordnung ist. Es sind Fälle bekannt, wo eine Mandelentzündung durch das Ziehen eines kranken Zahnes verschwand oder nachdem ein Nebenhöhlenkatarrh beseitigt wurde.

Die Mandeln sind ein Teil des Immunsystems. Ihnen fällt die wichtige Aufgabe zu, Keime und Gifte, die in Mund- und Rachenhöhle gelangen, abzufangen und unschädlich zu machen. Leider gibt es Menschen, bei denen das Mandelgewebe durch wiederholte, oft falsch behandelte Mandelentzündungen zerstört ist und sich nicht mehr regenerieren kann. Es kommt zu Eiterungen, Vernarbungen, Einbuchtungen oder Wucherungen, in denen sich Keime ansiedeln, die ständig Giftstoffe in den Körper einschleusen. Die Mandeln können ihre Abwehrfunktionen nicht mehr erfüllen und werden selbst zur Quelle verschiedener Leiden wie Gelenkschmerzen, Nebenhöhlenkatarrhen oder Herz- und Nierenleiden und müssen dann operativ entfernt werden.

Hausmittel

Salbei, Malvenblätter Erleichterung bringen Gurgelungen mit Salbei- oder Malvenblättertee oder mit Echinacea-Tinktur (15 bis 20 Tropfen auf ein halbes Glas Wasser).

Vom Gurgeln mit stark desinfizierenden Flüssigkeiten wird abgeraten, weil dadurch die Schutzstoffe in der Mundhöhle geschädigt werden, sodass es später leichter zu neuen Infektionen kommt.

Essig   Linderung verschaffen mit verdünntem Essig getränkte Halswickel.

Milch   Zu den alten Hausmitteln gehören warme Milch mit Zusatz von Honig und fein gehackten Zwiebeln.

Teemischung   Zur Vorbeugung und zur Nachbehandlung von Halsentzündungen, Heiserkeit und belegter Stimme zu gleichen Teilen Spitzwegerichblätter, Bibernellewurzeln, Salbei, Meisterwurz und Schlüsselblumen mischen, 1 Teelöffel pro Tasse Wasser kalt ansetzen, aufkochen und 10 Minuten ziehen lassen; täglich 2 Tassen, mit Honig gesüsst, trinken.

Homöopathische Mittel

Belladonna D4-D6   Anzuwenden, wenn die rechte Seite befallen ist, bei einem Gefühl von schmerzhafter Trockenheit; heisser Kopf, rotes Gesicht, kalte Hände und Füsse.

Apis D4-D6   Entfaltet seine heilsame Wirkung besonders, wenn eine starke Schwellung der Zunge und der Schleimhäute des Mundes und des Rachens vorhanden ist. Mund und Zunge sind trocken, die Patientin spürt jedoch keinen Durst, das warme Zimmer ist unerträglich, Stechen und Schmerzen im Hals.

Hepar sulfuricum D4-D6   Ist im Verlauf einer akuten Angina eine Abszessbildung feststellbar, so geben wir Hepar sulf. D4 4- bis 5-mal täglich in Form einer Tablette. Bis zur Entleerung des Abszesses und zur Ausheilung Silicea D6 einnehmen, 4-mal täglich eine Tablette.

Sulfur D6-D30	Nach Abklingen des akuten Stadiums geben wir wochenlang Sulfur D6, um weiteren Mandelentzündungen vorzubeugen. Sulfur passt besonders bei lebhaften Kindern mit geröteten Augen und Neigung zu Hautausschlägen und Ekzemen.
Calcium carbonicum D6-D30	Passt als Nachkur besonders für kleine, dickliche Kinder, die schwer zahnen und zu Kinderkrämpfen neigen.
Baryum carbonicum D4-D6	Wiederkehrende Halsangina, die jedes Mal in Eiterung übergeht. Die Mandeln sind geschwollen und verhärtet, zäher Schleim im Rachen; der Patient ist empfindlich gegen Kälte.

Schafgarbe *Achille millefolium*. Die balsamisch riechende Schafgarbe finden wir überall auf Äckern und Weiden bis in höhere Gebirgslagen. Seit jeher kennt man die verdauungsfördernden, krampfstillenden, entzündungswidrigen und magenstärkenden Eigenschaften dieser Heilpflanze. Der Tee wird gerne bei Magenverstimmungen und -erkältungen und bei nervösen Störungen der Verdauungsorgane (vegetative Dystonie) getrunken. Er wirkt blutstillend, reguliert die Menses und hilft bei krampfartigen Schmerzen während der Regel.

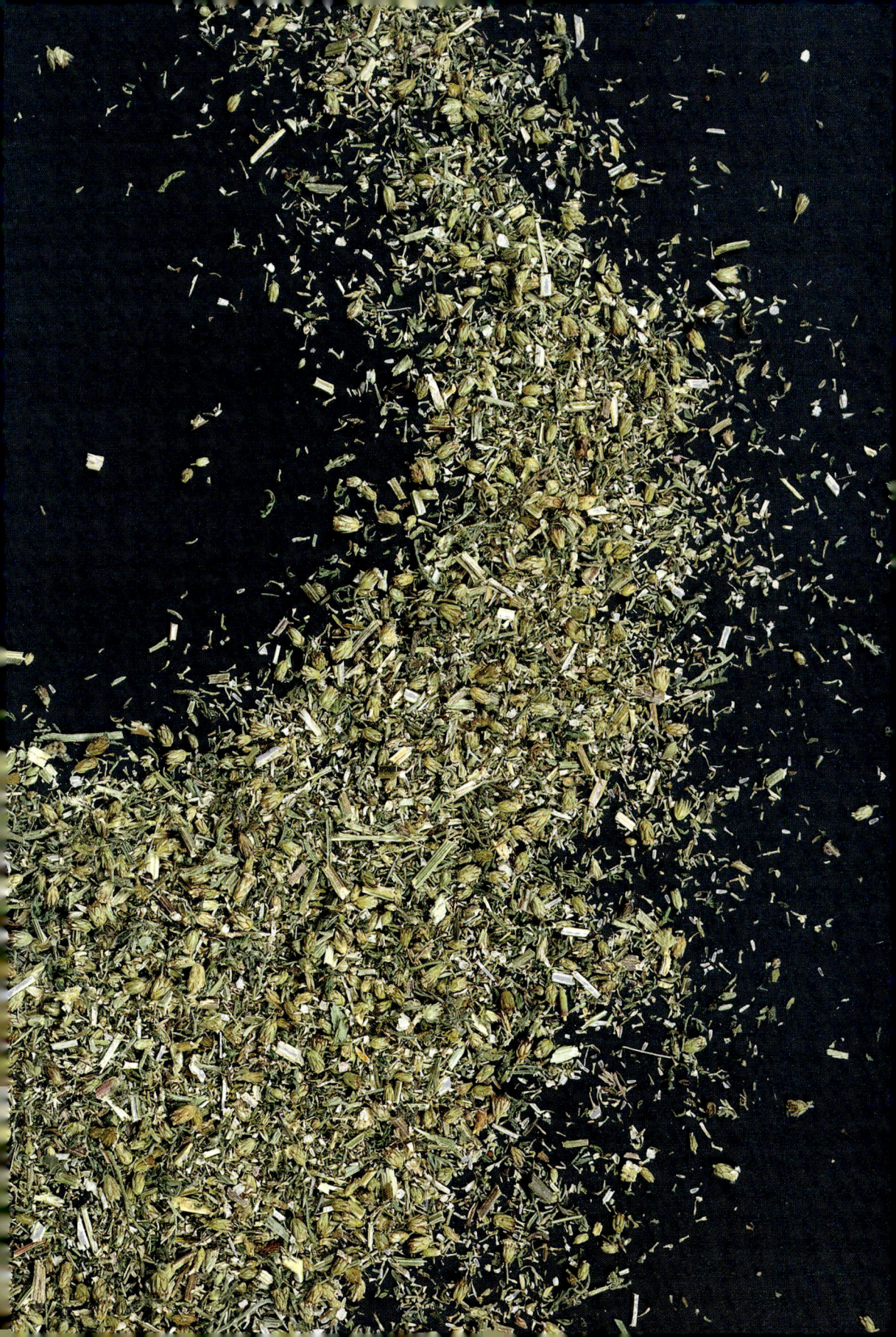

Arterienverkalkung

Arterielle Durchblutungsstörungen stehen an der Spitze der Todesursachen unserer Konsum- und Industriegesellschaft. Der Wohlstand verleitet viele zu einer unvernünftigen Ernährungs- und Lebensweise. Im Zusammenhang mit den Risikofaktoren unserer heutigen Zeit wie fettes Essen, Stress, Bewegungsmangel, Übergewicht, erhöhte Blutfettwerte, Zigarettenrauchen, Diabetes, leiden viele Menschen, wenn sie über vierzig sind, an Arteriosklerose und ihren Begleiterscheinungen. Jüngere Menschen werden zunehmend für diese Krankheit anfällig. Durch Einlagerung von Calcium- und Cholesterinverbindungen verlieren die Arterienwandungen ihre Elastizität, sie werden spröde und verengt.

Häufig tritt die Arterienverkalkung an den Herzgefässen auf. Es kommt zu Angina-pectoris-Anfällen mit Schmerzen, Druck- und Zuschnürungsgefühlen in der Herzgegend mit Angst bis zu Todesangst. Oft strahlen die Schmerzen bis in den linken Arm aus. Eine Verengung und Verkrampfung der Herzkranzgefässe kann zu einem Herzinfarkt führen.

Arterielle Durchblutungsstörungen beginnen häufig mit kalten Füssen und Wadenkrämpfen. Mit der Zeit fangen die Beine und Füsse schon nach einer kurzen Gehstrecke zu schmerzen an, weil die Muskeln nicht genügend mit Sauerstoff und Nährstoffen versorgt werden, sodass der Betroffene von Zeit zu Zeit stehen bleiben muss (Schaufensterkrankheit). Später kann es zu blauroter Verfärbung und zu brandigem Absterben der Gewebe kommen. Menschen, die unter Verkalkung der Hirngefässe leiden, klagen häufig über körperliche und geistige Ermüdbarkeit, Schwindel, Vergesslichkeit, Konzentrationsschwäche und Gemütsverstimmungen.

Ernährung und Lebensweise

Bei Naturvölkern sind hoher Blutdruck, Arteriosklerose, Hirnschlag, Herzinfarkt und andere Zivilisationskrankheiten beinahe unbekannt. Sie führen ein naturverbundenes Leben, sind frei von Süchten (Tabak, Alkohol, Medikamentenmissbrauch).

Ein grosser Teil der Herz- und Kreislaufkrankheiten, auch Schlaganfall und Herzinfarkt, wäre für uns «Zivilisierte» vermeidbar durch das Ausschalten von Risikofaktoren. Wie bei allen Krankheiten ist es sinnvoll, die Ernährung auf eine gesunde Vollwertkost umzustellen: Meide übermässige Nahrungszufuhr sowie reichlichen Konsum an Fetten und Alkohol. Die gesunde Ernährung gleicht jener eines Diabetikers: also wenig Kohlehydrate, kein Weissmehl und Zucker. Hör auf zu rauchen! Das gewohnheitsmässige Qualmen erhöht das Risiko eines Herzinfarktes um das Vierfache. Verschaffe dir genügend Bewegung durch Spaziergänge, Gymnastik, Wandern und Bewegung im Freien. Meide Hetze und Hast, gehe jedem Ärger aus dem Weg und erziehe dich zu einer gesunden Heiterkeit und Gelassenheit. Versuche dich über die kleinen Probleme des Alltags zu stellen.

Mineralstoffe und pflanzliche Heilmittel

Mistel Nimmt bei älteren Menschen die Spannkraft ab, dann ist die Mistel eine gute Helferin. Sie erweitert die Blutgefässe und empfiehlt sich bei Gefässkrämpfen, Arteriosklerose und ihren Begleiterscheinungen wie Schwindel, Ohrensausen, Gleichgewichtsstörungen, Blutandrang nach dem Kopf.

Misteltee: 1 Teelöffel der getrockneten und geschnittenen Mistelzweige mit einer Tasse Wasser kalt ansetzen, acht Stunden ziehen lassen und abpressen. Täglich zwei Tassen trinken.

Misteltinktur: Zwei- bis dreimal täglich 10 bis 15 Tropfen in einem Löffel Wasser einnehmen.

Knoblauch Der tägliche Genuss von frischem Knoblauch ist eines unserer besten Mittel bei Alters- und Abnutzungserscheinungen. Er reinigt den Organismus von Gichtstoffen und Unrat, senkt hohen Blutdruck und hohen Cholesterinspiegel. Im Frühjahr kann man den Knoblauch durch Bärlauch ersetzen, der in feuchten Laubwäldern oft in grossen Mengen wächst. Die frischen Blätter werden täglich dem Salat beigemischt.

Weissdorn

Weissdornpräparate aus Blüten und Früchten fördern nachweisbar die Durchblutung der Herzkranzgefässe und stärken die Herzmuskeln. Sie regulieren zu hohen und zu niedrigen Blutdruck und stimulieren den ganzen Kreislauf. Nebenwirkungen sind auch bei Langzeitbehandlung nicht zu befürchten.

Teemischung gegen Arterienverkalkung und hohen Blutdruck

10 Gramm Weissdornblüten, 20 Gramm Misteln, 30 Gramm Schachtelhalm, 30 Gramm Birkenblätter, 30 Gramm Blasentang, 20 Gramm Arnikablüten mischen; 1 Teelöffel der geschnittenen Kräuter in eine Tasse kochendes Wasser geben, täglich 2 bis 3 Tassen trinken.

Kalium

Eine Herz- und Kreislaufdiät sollte kaliumreich sein. Kalium reduziert die blutdrucksteigernde Wirkung des Kochsalzes. Ein Defizit schwächt das Muskelgewebe und die Nerven und kann zu nervösen Störungen und Herzbeschwerden aller Art führen. Kalium kommt in grünem Blattgemüse, Weisskohl, Chinakohl, Nüssen, Bananen, Aprikosen und Kartoffeln vor.

Magnesium

Durch die Einnahme von Magnesiumpräparaten wird der Alterungsprozess offensichtlich aufgehalten. Dieser Mineralstoff senkt den Blutdruck und hält die Adern elastisch. Ältere Semester werden durch Magnesiumzufuhr wieder aktiver. Magnesium-Präparate können dem Herz- und Kreislaufsystem wirksame Hilfe bringen. Sie haben die Eigenschaft, den Cholesteringehalt im Blut zu senken und wirken krampflösend bei Muskel- und Wadenkrämpfen. Magnesium ist Bestandteil des Blattgrüns der Pflanzen. Beachtliche Mengen finden sich in Vollgetreide, Nüssen, Kartoffeln sowie in Fleisch und Fisch.

Homöopatische Mittel

Arnica D3-D4 — Arterienverkalkung mit erhöhtem Blutdruck und Neigung zu Schlaganfällen, Abnutzungs- und Alterungserscheinungen des Herzens, Kapillarblutungen, Blutandrang zum Kopf bei vollblütigen Personen, Folgeerscheinungen körperlicher und geistiger Überanstrengungen, grosse Müdigkeit und Schwäche.

Aurum metallicum D6-D30 — Passt für vollblütige, kurznackige Menschen bei Blutandrang nach dem Kopf, Schwindel, Angstgefühl, Kopfschmerz, depressiver Gemütsverfassung, Neigung zu Schlaganfall, Verlangen nach frischer Luft, Beklemmung auf der Brust. Im Wechsel mit Arsen oder Arnica bringt Aurum sofortige Erleichterung eines Angina-pectoris-Anfalles. Bei Herzklappenfehlern ist Aurum eines der besten Mittel im Wechsel mit Spigelia. Aurum ist auch wirksam bei Cerebralsklerose (Hirnverkalkung).

Cactus grandiflor 0-D4 — Die homöopatische Urtinktur und ihre Verdünnungen erweitern die verengten Herzgefässe. Atemnot und Spannungsgefühl in der Herzgegend lassen nach. Cactus verleiht dem Herzen neue Kraft und hat sich bei Herzmuskelentzündungen und Herzrhythmusstörungen sehr bewährt. Besonders wirksam ist das Mittel bei Herzschmerzen mit Ausstrahlungen in den linken Arm. Im Anfall Cactus 0-D2 halbstündlich bis stündlich verabreichen, später über längere Zeit 3-mal täglich 5 Tropfen.

Jodum D6-D30 — Passt für lange, schlanke, dunkelhaarige Personen mit Schwindel, Blutdrang nach dem Kopf, Herzklopfen bei geringster Anstrengungen, nervöser Unruhe und Angst.

Baryum carbonicum D4-D6-D12 — Ein wichtiges Mittel bei Beschwerden des Greisenalters, Gedächtnisschwäche, Depressionen, Arterienverkalkung und Neigung zu Schlaganfällen. Es verbessert die Durchblutung der Herzkranzgefässe.

Secale D4-D6 Passt für magere, schmächtige Personen mit hohem Blutdruck, arteriellen Durchblutungsstörungen, Taubheitsgefühl und Kribbeln in Händen und Füssen, Gefässkrämpfen.

Arthrose

Im fortschreitenden Lebensalter stellen sich an den Gelenken degenerative Veränderungen ein. Die Gelenke verlieren langsam ihre Beweglichkeit und werden spröde. Steht man vom Sessel auf, so sind die ersten Schritte steifbeinig und hinkend. Durch Mangel an «Gelenkschmiere» reiben sich die Gelenkflächen aneinander, sodass man beim Bewegen ein Knarren und Knirschen hören kann. Auf dem Röntgenbild werden Veränderungen und Abnutzungen sichtbar. Befallen werden die Grund- und Mittelgelenke von Fingern, Händen, Füssen, Schultern und Hüftgelenke. Abnutzungserscheinungen an den Gelenkknorpeln sind oft mit heftigen Schmerzen verbunden.

Bewegungsarmut ist ein wesentlicher Grund für die häufigen Erkrankungen des Bewegungsapparates. Was nicht trainiert und regelmässig gefordert wird, verkümmert. Das gilt für alle Muskeln, Sehnen und Gelenke. Beim Sport kommt es auf das richtige Mass an. Gelenke und Knorpel können sowohl unter-, als auch überfordert werden. Schwachpunkt ist der Knorpel, ein Gewebe, das wie ein Stossdämpfer wirkt. Durch Bewegung wird der Knorpel mit Gelenkflüssigkeit versorgt. Wird ein Gelenk zu wenig bewegt, verhungert der Knorpel, hohe Belastung andererseits schädigt ihn. Durch Bewegungstherapie und geeignete gymnastische Übungen muss der Versteifungstendenz der Gelenke entgegengearbeitet werden. Weil aber die Gelenke Schmerzen verursachen, bewegt man sich weniger, bleibt lieber im Sessel sitzen und schon beginnt der Teufelskreis.

Ernährung und Lebensweise

Der Zusammenhang zwischen degenerativen Gelenkerkrankungen, Ablagerungen in den Gelenken und Ernährung wird oft viel zu wenig beachtet. Bei Abnutzungserscheinungen und bei sämtlichen rheumatischen Erkrankungen sollte man in erster Linie das Säure-Basen-Gleichgewicht wiederherstellen. Die Grundursache dieser Leiden liegt oft in einer Übersäuerung der Bindegewebe. Das verlangt eine Umstellung auf eine überwiegend pflanzliche, basenreiche Kost. Starke Säurebildner wie Fleisch, Eier, Weissmehl und Zucker sollen gemieden werden.

Wer für seine Gelenke etwas Gutes tun will, sollte genügend Vitamin-E-haltige Nahrungsmittel zu sich nehmen: Sonnenblumenkerne, Weizenkeime, Pflanzenöle, Mais, Vollweizen und Blattgemüse enthalten Vitamin E. Zusammen mit einer Vollwertnahrung ist es imstande, jene Stoffwechselprodukte zu neutralisieren, die die Gelenkstörung wesentlich verursachen.

Hausmittel

Gelatine   Gelatine-Kapseln fördern die Heilung deformierter und entzündete Gelenke. Gelatine hat eine ähnliche Zusammensetzung wie der Gelenkknorpel; sie wird aus Knorpelsubstanz gewonnen. Durch Einnahme von Gelatine kann die Schmierung der Gelenke verbessert werden. Die gleiche Wirkung wie Gelatine hat die Meeresalge Agar-Agar, die in Apotheken und Drogerien erhältlich ist.

Birkenrinde   Ein bewährtes Mittel aus der Apotheke der Natur ist die Birkenrinde. Tiere in der freien Natur wie Rehe und Hirsche kauen mit Vorliebe Birkenrinde, wenn ihre Gelenke nach dem Winter steif geworden sind. Die Birkenrinde scheint Nährstoffe zu enthalten, welche die Bildung von Gelenkschmiere aktivieren und die Knorpelsubstanz zwischen den Gelenken regenerieren. Das Extrakt aus der Birkenrinde ist seit alters her für seine schmerzstillende Wirkung bekannt. Birkenblätter haben eine ähnliche Wirkung.

Armbad   Um die Beschwerden bei Arthrose zu lindern, kann man 3-mal wöchentlich bis täglich ein aufsteigendes Armbad ma-

Pfefferminze *Mentha piperita*. Die Pfefferminze ist ein altes Hausmittel, das wegen seiner schmerz- und krampfstillenden Wirkung bei Magenverstimmungen, Blähungen, Aufstossen und Übelkeit geschätzt wird. Bei Gallenstauungen und Gallenkoliken wirkt sie entzündungswidrig und fördert den Gallenfluss. Ähnliche Wirkungen wie die im Garten gezogene Pfefferminze hat auch die Ackerminze und andere wilde Minzenarten.

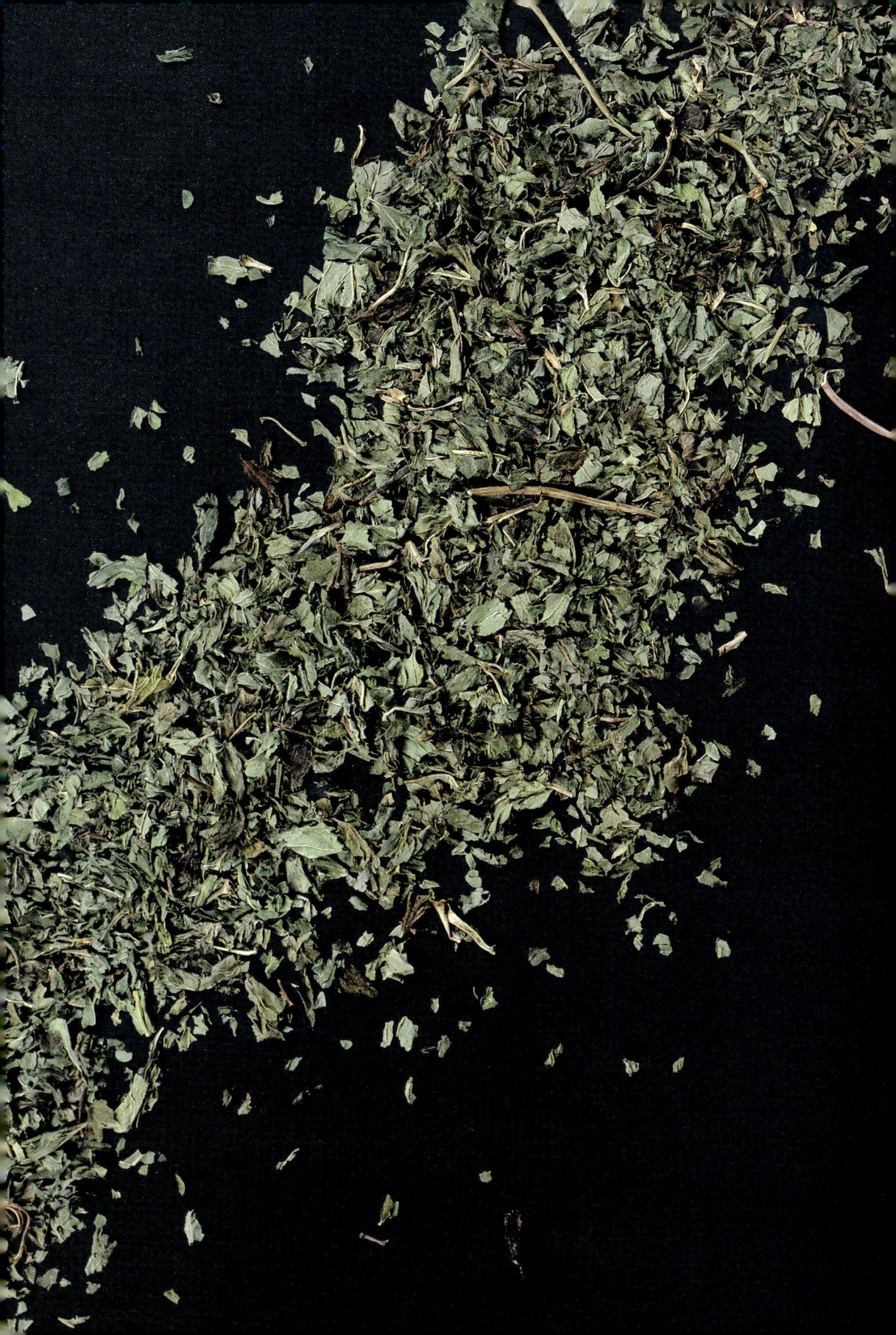

chen: Man legt den Arm bis zur Oberarmmitte ins Waschbecken bei einer Temperatur von etwa 37 Grad und lässt heisses Wasser zulaufen, bis eine Temperatur von 40 Grad erreicht ist. Badedauer: etwa eine halbe Stunde.

Homöopathische Mittel

Calcium carbonicum D6-D12-D30 Allgemeine Mattigkeit, gedrückter Gemütszustand, Zuckungen, Krämpfe in den Muskeln, häufiges Einschlafen der Glieder, Gichtknoten in den Fingergelenken, Verschlimmerung durch Kälte, Nässe und geistige Anstrengung. Die Schmerzen sitzen besonders in der Rücken- und Schultermuskulatur.

Silicea D6-D30 Schwäche in den Muskeln, Zittern der Glieder, Abmagerung, Frösteln und Neigung zu Erkältungen, Steifheit und Lähmungen in den Gliedern. Die Arme und Beine schlafen beim Draufliegen ein. Die Schmerzen verschlimmern sich nachts und beim Entblössen der Beine. Die Schmerzen in den Gelenken bessern sich bei Ruhe, werden durch Kälte deutlich schlimmer.

Sulfur D6-D12-D3 Steifheit im Rücken mit Krachen in den Halswirbeln, schmerzhafte Rückenschwäche im Stehen, beim Hinlegen besser; Kreuzschmerzen beim Bücken; Schmerzen in den Muskeln, Sehnen und Gelenken, die nachts schlimmer sind.

Lycopodium D6-D12-D30 Gelenkschmerzen, die bei Ruhe und nachts schlimmer sind, durch Bewegung bessern; mangelhafte Leberfunktion, häufige Krämpfe in den Waden, Verlangen nach Süssigkeiten; bevorzugt die rechte Seite.

Causticum D4-D6 Bei Hüftarthrose ist der fortgesetzte Gebrauch von Causticum oft von grossem Nutzen. Besonders wirksam im Wechsel mit Thuja D4. Grosse Erleichterung bei Hüftarthrose und Ischias bringt auch das Mittelpaar Colocynthis und Rhus, im Wechsel eingenommen.

Bettnässen

Die Ursachen dieses ebenso verbreiteten, wie hartnäckigen Übels bei Kindern sind mannigfaltig. Blasenentzündungen, Schwäche des Blasenschliessmuskels, Stuhlverstopfung, Wurmreize können diesem Leiden zugrunde liegen. Die unwillkürliche Blasenentleerung kann aber auch eine psychische Ursache haben: Mangel an Zuwendung durch die Umgebung, Ängste, innere Konflikte des kleinen Patienten, oder verborgene Eifersuchtsgefühle, wenn beispielsweise ein neuer Erdenbürger ankommt und zum Mittelpunkt der Familie wird. Oder sind die Ursache Familienprobleme, Scheidungsabsichten der Eltern und so weiter. Das Kind fühlt sich einsam, isoliert und versucht unbewusst, die Aufmerksamkeit auf sich zu lenken. «Das Kind weint mit der Blase», sagte ein alter Praktiker.

Behandlung

Wo Schwäche des Blasenschliessmuskels vorhanden ist, begleitet von konstitutioneller Schwäche, verabreiche man eine gesunde, nahrhafte Ernährung. Solche Kinder sind gewöhnlich schlechte Esser. Sie verlangen dauernd nach Naschwerk und man gestattet ihnen oft zu viel davon, weil es den niedlichen Kleinen ja so gut schmeckt. Sie essen Süssigkeiten, Kuchen, eingemachte Früchte, Sirupe, lutschen und saugen den ganzen Tag, sodass sie ohne Appetit an den Tisch kommen.

Die Blase vieler Kindern ist für Erkältungen ausserordentlich anfällig. Sitzen auf kalten Steinstufen, kalte Füsse, Teilnahme am Schulschwimmen können immer wieder Rückfälle hervorrufen. Ein- bis zweimaliges nächtliches Wecken ist bei nervösen Kindern nicht ratsam, weil sich die allgemeine Nervenschwäche dadurch noch steigern kann. Dagegen sollte das Kind ab 16 Uhr keine flüssige Nahrung mehr zu sich nehmen.

Bei seelischen Konflikten muss man versuchen, das Fehlverhalten aufzudecken. Für die Eltern gilt: das Problem des Kindes akzeptieren, es nicht bestrafen, beschimpfen oder auslachen.

Hausmittel

Johannisöl   Als äusserliches Unterstützungsmittel bei Bettnässen wird das Einreiben mit Johannisöl oder Kampherspiritus empfohlen. Man reibt die Blasengegend und den Rücken vor dem Schlafengehen ein.

Bettnässertee   Eine bewährte Teemischung bei Bettnässen besteht aus gleichen Teilen von Zinnkraut, Spitzwegerich, Schafgarben und Johanniskraut, 2 Teelöffel auf 2 Tassen Wasser heiss aufgiessen, täglich 2 Tassen trinken.

Homöopathische Mittel

Sulfur D6-D12-D30   Ist eines der wirksamsten Mittel gegen Bettnässen. Es passt besonders für schwächliche, magere Kinder.

Calcium carbonicum D6-D12   Für dicke, schwammige Kinder.

Kalium phosph. D6-D12   Für schwächliche, nervöse Kinder.

Ferrum phosphoricum D6-D12   Für blasse, magere Kinder, die an Blutarmut leiden und wenig Eigenwärme besitzen, leicht frieren und sich leicht erkälten.

Causticum D4-D6 und Belladonna   Für Kinder, die auch tagsüber den Urin nicht halten können.

Pulsatilla D4-D6   Vor allem für Mädchen.

Blasenkatarrh

Der akute Blasenkatarrh äussert sich durch stechende Schmerzen beim Wasserlösen, schmerzhafte Krämpfe im Unterbauch, vermehrten Harndrang und manchmal erhöhte Körpertemperatur. Der Urin ist häufig trüb und enthält weisse und manchmal auch rote Blutkörperchen. In den meisten Fällen wird ein Blasenkatarrh durch Bakterien hervorgerufen, die durch die Harnröhre in die Blase gelangten. Frauen erkranken öfter an Blasenkatarrh als Männer, denn die Harnwege sind bei Frauen viel kürzer. Häufig ist eine Erkältung oder Durchnässung die Ursache. Durch Kältereize, unzweckmässige Bekleidung, Trinken kalter Flüssigkeiten bei erhitztem Körper wird die Widerstandsfähigkeit der Blasenschleimhaut gegenüber Infektionserregern geschwächt, wodurch die Bakterien leicht Fuss fassen können. Die Entzündungserreger können aber auch im Anschluss an eine Nierenbeckenentzündung oder auf dem Blut- und Lymphweg in die Blase gelangen.

Bei älteren Männern wird die Anfälligkeit gegenüber Blasenentzündungen durch eine Schwellung der Prostata erhöht. Ein chronischer Blasenkatarrh kann sehr hartnäckig sein. Nach scheinbar erfolgter Heilung bringen Erkältungen, Trinken kalter Getränke oder kalte Füsse oft wieder Rückfälle.

Behandlung

Beim akuten Blasenkatarrh besteht die Behandlung in erster Linie aus Ruhe und Wärme. Achten Sie besonders auf das Warmhalten der Füsse. Gegen kalte Füsse helfen aufsteigende Fussbäder. Da die Erreger einer Blaseninfektion am besten in einem sauren Milieu gedeihen, sollte der Urin alkalisch sein. Dies erreicht man durch eine laktovegetabile Ernährung.

Hausmittel

Bärentraubentee   Ein beliebtes Mittel gegen akuten Blasenkatarrh ist der Bärentraubentee. Dank seinem Gehalt an Arbutin ist er eines der besten Mittel bei Entzündungen von Nieren, Blase und ableitenden Harnwegen. Wegen seinem hohen Gerbstoffgehalt, der zu Magen- und Darmbeschwerden führen kann, ist es zweckmässig, den Tee kalt anzusetzen, wodurch nur geringe Gerbstoffmengen, hingegen fast das gesamte Arbutin ausgezogen wird. Man übergiesse 2 gestrichene Teelöffel fein geschnittener Bärentraubenblätter mit einem $^1/_4$ Liter zimmerwarmen Wassers, 8 Stunden ziehen lassen, täglich 2 bis 3 Tassen trinken.

Erika   Das Heidekraut, auch Erika genannt (Calluna vulgaris), ist der Bärentraube in seiner Wirkung gegen Blasenleiden mindestens ebenbürtig. Durch das fortgesetzte Trinken von Heidekrauttee verschwinden Harndrang und Harnzwang. Ein trüber, übelriechender Urin normalisiert sich völlig. Der französische Arzt Leclerc fand das Mittel besonders wirksam bei Harninfektionen infolge von Koli-Bakterien.

Breitwegerich   Die kleinen Samen des Breitwegerichs, 2-mal täglich einen halben Teelöffel voll eingenommen, schwemmen nicht allzu grosse Nieren- und Blasensteine schmerzlos fort.

Gereinigtes Terpentinöl   Ein Universalmittel für Blasenleidende ist gereinigtes Terpentinöl. Man nimmt täglich frühmorgens und abends je 5 bis 6 Tropfen in etwas Wasser ein. Dieses Mittel hilft bei Harndrang, Harnstrenge und Blasenleiden aller Art.

Eierschalenpulver   Eine 52-jährige Hausfrau litt lange Jahre an Blasenschwäche. Jede Erkältung verursachte Schmerzen und unfreiwilligen Wasserabgang. Man gab ihr den Rat, Eierschalen in einem Mörser zu zerreiben. Von diesem Pulver nahm sie 3-mal täglich einen gestrichenen Teelöffel voll in etwas Suppe oder Brei ein. Das Mittel half schon nach 8 Tagen.

Aufsteigende Sitzbäder	Das beste Mittel bei Harnverhaltung sind aufsteigende Sitzbäder mit Zusatz von Zinnkrautabsud.
Blasentee	50 Gramm Bärentraubenblätter, 30 Gramm Ackerskabiosenkraut, 30 Gramm Heidekraut, 20 Gramm Katzenpfötchen, 30 Gramm Ackerschachtelhalm mischen. Dieser Tee kräftigt Nieren und Harnwege, lindert Schmerzen, Entzündungen und übermässigen Harndrang.
Teemischung	Eine andere bewährte Teemischung besteht aus 30 Gramm Weidenröschenkraut, 30 Gramm Goldrute, 50 Gramm gelbe Taubnessel, 30 Gramm gelbes Labkraut.

Homöopathische Mittel

Aconitum D4	Gegen Blasenkatarrh nach einer Erkältung. Aconitum ist neben Belladonna meist das Hauptmittel im Anfangsstadium. Es hilft bei Harnverhaltung, Schmerzen, Unruhe.
Belladonna D4	Bei Harndrang mit Abgang kleinerer Mengen Urin, was oft mit grossen Schmerzen verbunden ist.
Cantharis D4	Bei brennenden Schmerzen beim Wasserlösen in Blase und Harnröhre mit Abgang nur weniger Tropfen eines dunklen, trüben, oder blutigen Urins; bei heftigem, oft erfolglosem Drang zum Urinieren, meist verbunden mit Fieber und grossem Durst.
Nux vomica D4-D6	Ist eines der besten Mittel bei Blasenkatarrh nach dem Genuss von kaltem Bier, Sekt oder Alkoholexzessen, Harndrang mit Schmerzen in Blase und Harnröhre, häufigem Drang mit geringem Urinabgang.
Lycopodium D4-D6	Passt, wenn der Urin reich an Sedimenten, Sand und Griess ist; bei schmerzhaftem Brennen in der Harnröhre beim Urinieren und danach, bei nächtlichem Vielharnen; wenn man

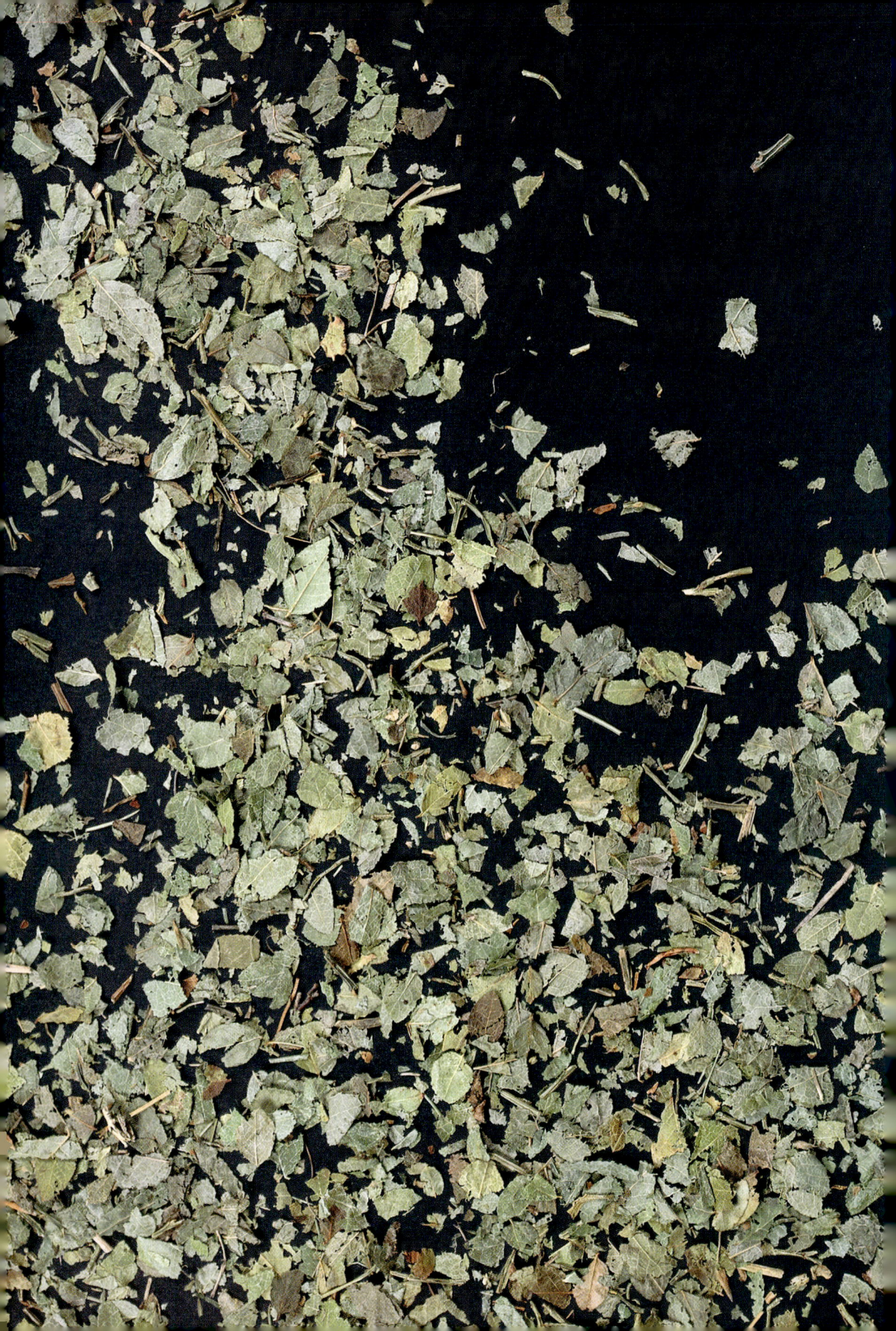

lange auf den Abgang des Urins warten muss, bei schwachem Harnstrahl.

Equisetum D4   Schmerzen in Nieren, Blase und Harnwegen, Harndrang; wenn der Harn nur tropfenweise abgeht, dunkel und scharf ist und viel Schleim enthält.

Sulfur D4-D6-D30   Ist in alten, chronischen Fällen oft wirksam, wenn der Urin mit Schleim und Blut vermengt ist und einen rötlichen Bodensatz aufweist. Meist ist der Wasserabgang mit stechenden, brennenden Schmerzen verbunden.

Heidelbeerblätter *Vaccinium myrtillus.* Der Tee aus den Blättern der Heidelbeere in Teemischungen zusamen mit Bohnenschalen, Walnussblättern und Brennnesselwurzeln wird bei leichten Fällen von Zuckerkrankheit getrunken. Die getrockneten Beeren sind ein altbewährtes Mittel gegen chronische Durchfälle und Hämorrhoidalblutungen.

Blutarmut

Die häufigste Ursache von Blutarmut ist Eisenmangel. Eisen ist ein unentbehrlicher Baustein für die Herstellung von roten Blutkörperchen. Diese werden im Knochenmark ständig gebildet und versorgen alle Körperzellen mit dem lebenswichtigen Sauerstoff. Die gewöhnliche Blutarmut kann durch verschiedene Ursachen entstehen, zum Beispiel durch Blutverlust nach Verletzungen, starke Regel, schleichende Blutverluste bei Magen- und Darmgeschwüren. Der an Blutarmut Leidende hat blasse Schleimhäute, glanzloses, schütteres Haar. Nicht selten verändern sich die Fingernägel: Sie werden brüchig und es bilden sich Längsrillen. Der Blutarme klagt über Verminderung der körperlichen und geistigen Leistungsfähigkeit und rasche Erschöpfung schon nach geringen körperlichen Anstrengungen. Er fröstelt und hat oft kalte Füsse.

Bei blutarmen Frauen sind oft Menstruationsstörungen vorhanden. Die Regel kann spärlich sein oder ganz ausbleiben. Zuweilen ist sie aber auch übermässig stark.

Zu wenig Eisen während der Schwangerschaft erhöht die Gefahr von Fehlgeburten. Die Verdauung der Blutarmen ist oft gestört durch Magenkatarrh, Magenschleimhautentzündungen und mangelnde Esslust.

Ernährung und Lebensweise

Blutarmut ist nicht selten eine Folge falscher Ernährung. Isolierte Kohlehydrate wie Weissmehl, weisser Zucker sowie polierter Reis enthalten kein Eisen und keine Mineralstoffe. Kandidaten für Blutarmut sind Menschen, die an Stelle von Obst, Frischgemüsen, Vollkornprodukten lieber Süssigkeiten und Weissmehlprodukte konsumieren und wenig an die frische Luft gehen.

Auch übermässiges Kaffeetrinken und Tabakgenuss haben eine deutliche Hemmung der Eisenaufnahme zur Folge.

Eine naturgemässe Ernährung enthält genug Eisen in leicht verwertbarer Form, sodass massive Eisengaben in Form von Medikamenten selten nötig sind.

Reich an Eisen sind grüne Gemüse, Weisskohl, Vollgetreide, Naturreis, Weizenkeime und Aprikosen. Gewisse Wildgemüsepflanzen wie Bärlauch, Löwenzahn, Brennnesseln, Luzernenklee und Vogelmiere sind eisenreiche Blutbildner, die das Blut regenerieren können. Auch Fleisch, z.B. Muskelfleisch von Rind und Lamm, gilt als guter Eisenlieferant. Wegen ihres hohen Eisengehalts wurde früher auch der Konsum tierischer Leber empfohlen. Da diese aber oft grössere Mengen von Umweltschadstoffen enthält, sollte sie höchstens alle 14 Tage auf den Speiseplan gesetzt werden.

Neuere Untersuchungen haben gezeigt, dass Eisen aus pflanzlichen Nahrungsmitteln vom menschlichen Körper besser verwertet wird, weil die darin enthaltenen Spurenelemente und Vitamine und besonders Vitamin C die Eisenaufnahme bedeutend erleichtern.

Wer an Blutarmut leidet, braucht viel Bewegung in Form von Gymnastik, mässigem Sport, Wanderungen in frischer Waldesluft. Ein 2- bis 3-wöchiger Aufenthalt in Hochlagen ist besonders zu empfehlen. Er bewirkt einen deutlichen Anstieg der roten Blutkörperchen. Durch Wasseranwendungen wie Wechselduschen wird die Blutzirkulation verbessert und die Versorgung der Organe mit sauerstoffreichem Blut erhöht.

Hausmittel

Brennnessel   Es gibt kaum ein besseres Mittel, um blutarme Kinder wieder auf die Höhe zu bringen, als die Brennnessel. Auch bei Erwachsenen wird das Blutbild durch den täglichen Genuss frischer Brennnesseln, fein gehackt in Suppen oder als Zusatz zu Salaten, deutlich verbessert. Besonders wirksam ist der frisch ausgepresste Saft, von dem 3-mal täglich ein Esslöffel voll mit Wasser verdünnt eingenommen wird.

Blutbildende Kräuter	Blutbildend wirken Kräuter, die Bitterstoffe enthalten, wie Löwenzahnwurzel, Kardobenediktenkraut, Kalmuswurzel, Bitterklee, Tausenguldenkraut und Schafgarbe.
Traubensaft	Hat man zu wenig Blut, trinke man 14 Tage lang jeden Tag ein Glas naturreinen Traubensaft, vermischt mit frischem, rohem Eigelb.
Eisennägel	Ein altes Hausmittel bei Eisenmangel: Eisennägel werden in einen Apfel gesteckt, durch Oxydation bilden sich im Apfel leicht lösliche Eisenverbindungen.
Roher Randensaft	Täglich 1 bis 2 Glas roher Randensaft (Rote-Bete), über längere Zeit getrunken, fördert die Bildung roter Blutkörperchen.
Blutbildender Tee	Brennnesselkraut, Bitterkleeblätter, Andornkraut, Schafgarbenkraut, Johanniskraut je zu gleichen Teilen mischen, davon 1 bis 2 Teelöffel pro Tasse Wasser zum heissen Aufguss verwenden, 2 bis 3 Tassen täglich trinken.

Homöopathische Mittel

Ferrum metallicum D6-D12	Auffallende Schwäche und Müdigkeit, fahles, bleiches Gesicht, Überempfindlichkeit der Sinnesorgane, Ohrensausen, Schwindel, Herzklopfen, Muskelschwäche, Blässe aller Schleimhäute. Ferrum ist auch angezeigt nach Missbrauch oder Unverträglichkeit von Eisenpräparaten.
China D3-D6	Blasses, gelbliches Gesicht, eingesunkene Augen mit dunklen Ringen, Nachtschweiss, Schwitzen nach geringen Anstrengungen, Schwächezustände nach schweren Krankheiten oder nach Ausschweifungen, Schwäche nach Säfteverlusten (Blut, Schleim, Samen); gestörte Verdauung, besonders nach Obstgenuss und Saurem; Frösteln, Fieber mit Frostschauern; Besserung durch Wärme, Verschlimmerung durch Kälte, Verlangen nach Süssigkeiten. Leberspezifisches Mittel.

Heidekraut *Calluna vulgaris*. Das Heidekraut, besser bekannt unter dem Namen Erika, wächst in lichten, trockenen Kiefernwäldern, auf Mooren und Heiden. Es enthält ähnliche Wirkstoffe wie die Bärentraubenblätter und wird wie diese als reizloses, wassertreibendes und desinfizierendes Mittel bei Entzündungen der Harnwege angewandt. Heidekrauttee eignet sich auch als beruhigender Abendtrank bei Schlaflosigkeit.

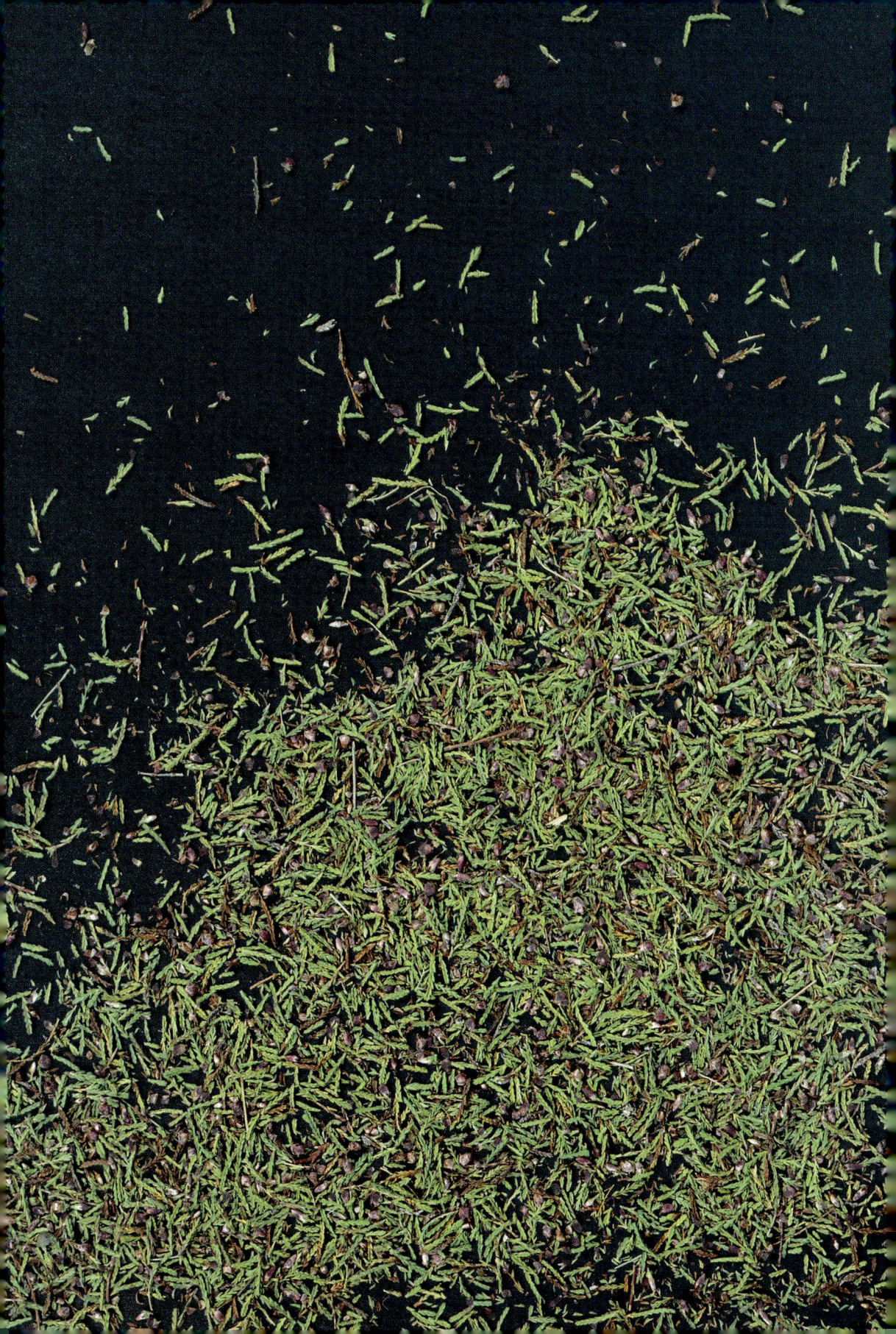

Pulsatilla D4-D12 Anhaltendes Frösteln, kalte Haut, kalte Hände und Füsse, schwacher Puls, Atembeschwerden, fehlende oder verzögerte Regel, niedergeschlagene, weinerliche Gemütslage; Besserung durch Bewegung und frische Luft, Unverträglichkeit fetter Speisen.

Natrium muriaticum D6-D12-D30 Hat sich bei Blutarmut und Bleichsucht sehr oft bewährt. Der Monatsfluss ist spärlich, die Gemütslage traurig, ängstlich. Der Patient leidet an Kummer, kann nicht vergessen. Früh-Kopfschmerz, Durst, trockene Haut und Schleimhäute; Besserung durch Wärme, Ruhe, frische Luft, Liegen, Verschlimmerung durch Aufenthalt am Meer und in der Sonne.

Bronchial-Asthma

Als Bronchial-Asthma bezeichnet man das anfallweise Auftreten hochgradiger Atemnot. Während eines Anfalls verkrampft sich die Bronchialmuskulatur, die Schleimhäute schwellen an und die Bronchien füllen sich mit zähem Schleim. Dadurch wird die Atmung behindert, auf der Brust entsteht ein unheimliches Gefühl von Enge, und der Kranke muss bei jedem Atemzug nach Luft ringen. Durch die Angst, die sich bis zur Todesangst steigern kann, verkrampfen sich die Bronchien zusätzlich – ein Teufelskreis. Bei häufigen, immer wiederkehrenden Asthmaanfällen kann es schliesslich zu Lungenerweiterung (Lungenemphysem) kommen.

Ursachen

Bronchial-Asthma hat sehr oft eine allergische Grundlage. In Industrieländern kann man eine beunruhigende Zunahme von Asthmaanfällen beobachten. Der Grund liegt wohl in den veränderten Umweltbedingungen wie Luftschadstoffe, Auto- und Industrieabgase. Besonders häufig sind allergische Reaktionen auf Hausmilbenkot, Haare und Hautpartikel von Hunden, Katzen und andern Haustieren oder auf Pollen von Bäumen, Stäuchern und Gräsern (Heuschnupfen, Heuasthma).

Eltern, die rauchen, bringen Kinder in Gefahr, Asthmatiker zu werden. Das Passivrauchen kann bei empfindlichen Personen Asthmaanfälle stark fördern. In vielen Fällen können bestimmte Speisen wie Milch, Eier, Nüsse, Feinmehl oder falsch eingesetzte Medikamente Asthmaanfälle auslösen. Asthmaanfälle stellen sich oft nachts ein und können den Schlaf erheblich stören. Viele mit diesem Übel behaftete Personen leiden gleichzeitig an Bronchialkatarrh. Auch seelische Belastungen oder ein gestörtes Gleichgewicht des vegetativen Nervensystems können die Ursache sein.

Behandlung

In vielen Fällen begnügt man sich, die Anfälle zu kupieren, und zwar durch Medikamente, die nur für den Moment Erleichterung bringen. Eine symptomatische Behandlung, ohne die tiefere Ursache zu berücksichtigen, kann aber niemals zur Heilung führen. Bei der Behandlung müssen verschiedene Umstände berücksichtigt werden. Sehr häufig wird Asthma durch eine Allergie verursacht. Um eine Allergie wirksam zu bekämpfen, muss in erster Linie der auslösende Faktor ermittelt und ausgeschaltet werden. Das ist nicht immer möglich, weil die meisten Leidenden auf mehrere Stoffe und Faktoren allergisch reagieren.

Da das Immunsystem eine wichtige Abwehrfront gegen Allergien bildet, sollte das Wesentliche der Behandlung die Stärkung des Immunsystems sein. Die Behandlung besteht nebst den entsprechenden medikamentösen beziehungsweise biologischen Heilmitteln in einer entsprechenden Diät. Meiden Sie fette Speisen, Schweinefleisch, Wurst, Süssigkeiten. Essen Sie reichlich grüne Gemüse, Salate, Hülsenfrüchte, Vollgetreide. Bei schweren Anfällen ist die Anwendung stark wirkender Medikamente und die Unterstützung des Kreislaufs oft nicht zu umgehen (konsultieren Sie Ihren Arzt!).

Hausmittel

Eucalyptusöl — 15 bis 20 Tropfen in ein Gefäss mit kochend heissem Wasser giessen und die aufsteigenden Dämpfe unter einem Tuch einatmen.

Gereinigtes Terpentinöl — Ist in der Volksmedizin seit jeher ein beliebtes Mittel bei Atmungsbeschwerden. Es soll bei längerem Gebrauch Asthmaanfälle bedeutend lindern oder heilen. Terpentinöl ist ein Universalmittel bei allen Krankheiten der Atmungsorgane. Die gleiche Wirkung hat Harlemeröl. Man nimmt 2-mal täglich 5 bis 6 Tropfen gereinigtes Terpentinöl in Wasser ein.

Goldmelisse *Monarda didyma*. Die mit der Zitronenmelisse verwandte Pflanze stammt aus Amerika und wird bei uns wegen der prachtvollen Blüten in Gärten gezogen. Die Blüten oder die ganze blühende Pflanze wirkt beruhigend und schlaffördernd, reguliert die Menstruation und wird auch bei Verdauungsstörungen angewandt.

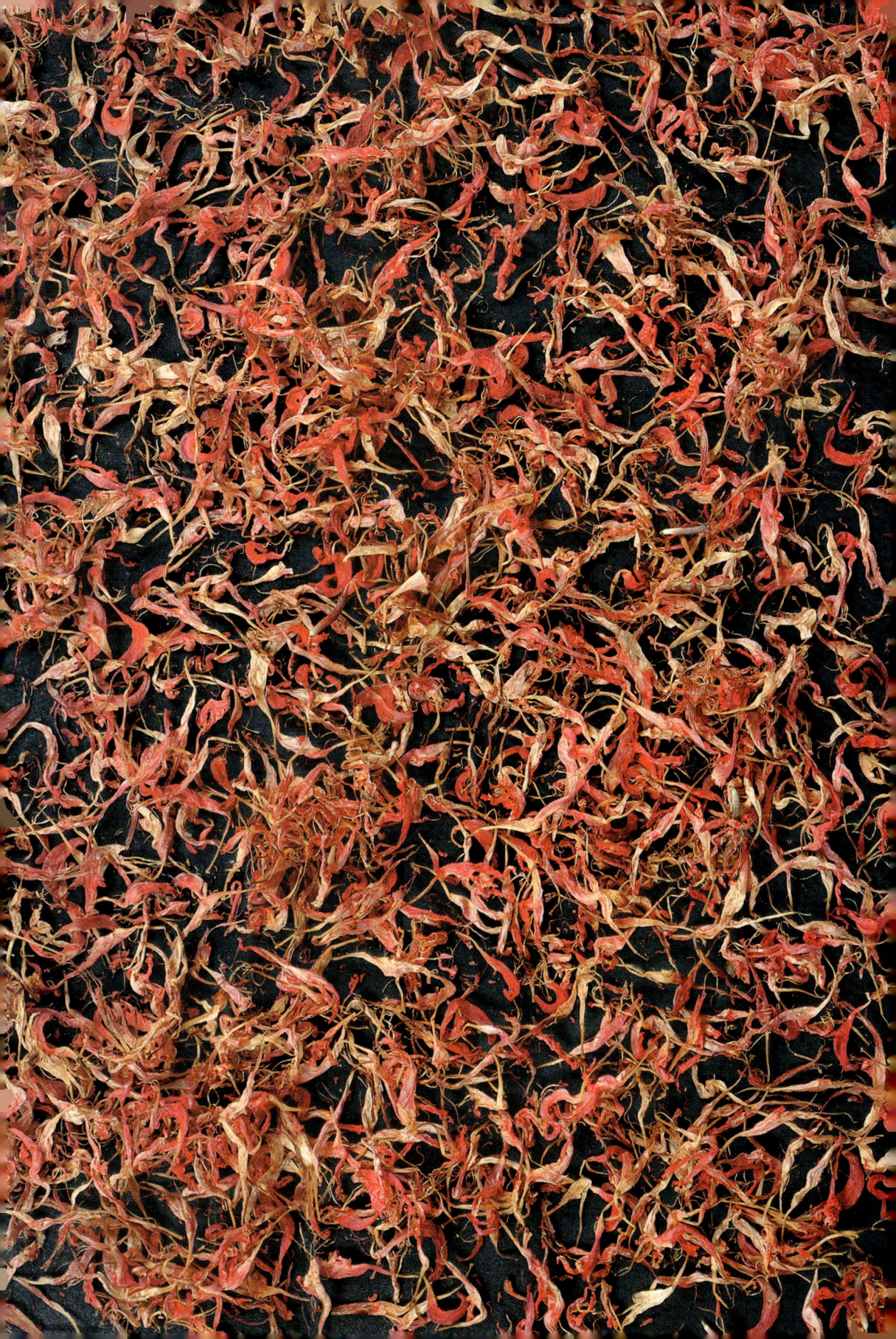

Asthmatee	20 Gramm Ehrenpreis, 20 Gramm Thymian, 20 Gramm Isländisch Moos, 20 Gramm Bibernellwurzel, 20 Gramm Gundelrebe mischen, 2 Teelöffel pro Tasse Wasser heiss aufgiessen, täglich 2 bis 3 Tassen mit Honig gesüsst trinken.

Homöopathische Mittel

Arsen D12-D30	Atembeengung mit Angst und Unruhe, trockener Husten, Brennen in der Brust. Verschlimmerung nachts und bei nassem, kaltem Wetter; sehr wärmebedürftig. Die Patientin muss bei Anfällen aufsitzen.
Ipecacuanha D3-D6	Zusammenschnüren der Brust, keuchender Atem, Schleimrasseln, Husten mit Übelkeit und Erbrechen, nächtliche Erstickungsanfälle. Der Patient schnappt am offenen Fenster nach Luft; feuchtes Wetter verschlimmert den Zustand.
Natrium sulfuricum D6-D12	Hat sich sehr bewährt bei Kindern und alten Leuten. Die Anfälle treten besonders bei nassem Wetter oder nach Durchnässung ein. Die Patientin hält die Brust mit den Händen während des Anfalls, nach jedem Anfall stellt sich Durchfall ein.
Cuprum D4-D12	Krampfartiges Zusammenschnüren der Brust, zäher, schleimiger, auch blutiger Auswurf, Schleimrasseln auf der Brust, nächtliche Anfälle mit kaltem Schweiss. Die Haut ist bläulich verfärbt. Verschlimmerung in kalter Luft.
Carbo vegetabilis D10-D15	Empfindlichkeit gegen Erkältungen, krampfhafter Husten mit Atemnot, Rasseln auf der Brust, pfeifender Atem mit grosser Schwäche und Mattigkeit bei Verlangen nach frischer Luft. Die Haut ist kalt und bläulich. Das Mittel passt für ältere Leute mit Blähungen im Darm.
Tartar emeticus D4-D6	Hustenreiz, Schleimrasseln, Atembeklemmung, Herz- und Kreislaufschwäche, Übelkeit und Erbrechen, welches er-

schöpft. Der Schleim kann vor Schwäche nicht ausgehustet werden. Besserung durch Aufsitzen, Verschlimmerung durch Wärme. Bewährtes Mittel für Kinder und alte Leute.

Sulfur D6-D12-D30   Asthma nach unterdrückten Hautausschlägen. Das Mittel bringt diese oft wieder hervor, wodurch das Asthma verschwindet. Es hilft bei Atemnot, der Patient möchte das Fenster offen halten; bei Beklemmung und Brenngefühl auf der Brust, Schleimrasseln; nachts ist es schlimmer, die Patientin muss aufsitzen; trockener Husten oder dicker Auswurf mit üblem Geruch des Schleims.

Cholesterin

Immer mehr Menschen haben heute einen zu hohen Fettgehalt im Blut. Die Blutfette, vor allem das Cholesterin, werden zum Teil mit der Nahrung aufgenommen, zum Teil in der Leber selbst gebildet. Cholesterin ist ein unentbehrlicher Baustein für die Zellen und ist für den Bluttransport und für die Bildung gewisser Hormone lebenswichtig.

Probleme mit Cholesterin gibt es erst, wenn wir zu viel davon zu uns nehmen. Stress, Ärger, Streit können einen Anstieg der Cholesterinwerte bewirken. Bei allzu fetter und cholesterinreicher Nahrung besteht die Gefahr, dass sich Cholesterin an den Innenwänden der Blutadern anlagert. Dadurch verengen sich die Gefässe mit der Zeit wie ein verkalktes Wasserrohr. Die Folge ist eine Minderdurchblutung der Adern. Besonders gefährdet sind die Kranzgefässe (Koronarien), durch die der Herzmuskel ernährt wird. Es bildet sich das Krankheitsbild der Arterienverkalkung. Es kommt zu Herzenge, Angina pectoris oder Herzinfarkt und Schlaganfall. Herz- und Kreislaufkrankheiten stehen heute an der Spitze der Todesursachen.

Ein Blutfettgehalt von 200 Milligramm gilt als normal. Steigt der Gehalt auf 250 bis 300 Milligramm, so ist es höchste Zeit, die Lebensgewohnheiten zu ändern und auf eine gesunde Ernährung zu achten.

Auch ein niedriger Cholesterinspiegel (unter 180 Milligramm) kann gefährlich sein. Dieser ist oft mit Schwächezuständen und mit Störungen des Immunsystems verbunden. Durch einen niedrigen Cholesteringehalt kann die Konzentration des Stoffes Seratonin im Gehirn gesenkt werden, was zu Stimmungsabfall und zu Depressionen führen kann.

Behandlung

Um den Cholesteringehalt auf die richtigen Werte zu bringen, muss man oft die Ernährungs- und Lebensweise ändern.

Durch eine vitalstoffreiche Vollwertkost (Frischgemüse, Salate, Obst, Vollkornprodukte), wenig raffinierte Kohlehydrate (Weissmehl, weisser Zucker) kommt es zu einem auffallenden Absinken des Cholesteringehaltes im Blut. Mageres Fleisch, Geflügel, Käse und Butter sind in mässigen Mengen erlaubt. Empfehlenswert ist genügend Bewegung. Durch eine solche Lebensweise, in Verbindung mit dem Genuss der richtigen Fette, konnten amerikanische Forscher beweisen, dass eine bestehende Arterienverkalkung weitgehend zurückgebildet werden kann.

Wie schon erwähnt, ist Fett ein unverzichtbarer Bestandteil unserer Ernährung. Doch muss man unterscheiden zwischen guten und schlechten Fetten. Zu meiden oder einzuschränken sind deshalb besonders Nahrungsmittel, die das LDL-Cholesterin enthalten wie fettes Fleisch, fette Wurstwaren, Innereien, überhaupt tierische Fette. Raffinierte, chemisch behandelte, hydrierte oder stark erhitzte Fette und Öle fördern den Cholesteringehalt im Blut und leisten der Arterienverkalkung und dem Alterungsprozess Vorschub.

Empfehlenswert sind dagegen Öle und Fette, die viele ungesättigte Fettsäuren enthalten wie Olivenöl, Rapsöl oder Leinöl. Doch muss man beim Einkauf unbedingt aufs Etikett schauen: Die Öle müssen kalt gepresst gewonnen werden. Sehr zu empfehlen sind Nüsse wie Mandeln, Haselnüsse, Baumnüsse oder Sonnenblumenkerne, solange man sie nicht im Übermass geniesst.

Einen günstigen Einfluss auf den Cholesterinspiegel haben Äpfel wegen ihres hohen Pektingehaltes, ferner Haferflocken, Blattsalate, Karotten, Naturreis, Linsen und Auberginen. Essen Sie 1- bis 2-mal wöchentlich Fische wegen ihres hohen Gehalts an Omega-3-Säure.

Ein hoher Cholesteringehalt kann durch das Einschalten von Obsttagen gesenkt werden. Essen Sie an jenem Tag nichts anderes als 1 bis $1^1/_2$ Kilogramm Obst, je nach Jahreszeit mit etwas Nüssen. Sie werden sich am andern Tag fit und munter fühlen.

Depressionen

Unter dieser Gemütskrankheit leiden heute weltweit Millionen von Menschen. Fast jeder gerät im Laufe seines Lebens einmal in eine depressive Phase. Berufliche und persönliche Schwierigkeiten, Verlust von Angehörigen, Nachlass von Gesundheit und Leistungsfähigkeit älterer Menschen oder kalte, sonnenarme Wintertage drücken aufs Gemüt und äussern sich in Verstimmtheit, Niedergeschlagenheit und Antriebslosigkeit. Nichts kann dem Betroffenen mehr Freude bereiten, er fühlt sich wertlos, sein negatives Denken führt ihn in eine innere und äussere Isolation. Das Niedergedrücktsein betrifft aber nicht nur die Seele, sondern auch den Körper und die Haltung. Der Depressive ist dauernd müde, er klagt bald über Verdauungsstörungen, bald über Kopf-, Magen- und Darmschmerzen, Schlaflosigkeit oder Impotenz.

Behandlung

Wer unter Depressionen leidet, ist oft auf eine Änderung der Lebensführung und auf eine Verbesserung der Lebensqualität angewiesen. Eine vollwertige, abwechslungsreiche, vitamin- und mineralstoffreiche Ernährung kann mithelfen, aus dem falschen Gleis herauszukommen. Eine ausgeprägte antidepressive Wirkung haben die B-Vitamine, enthalten in Vollgetreide, Naturreis und Weizenkeimen. Antidepressiv wirken folsäurehaltige Nahrungsmittel wie Spinat, Blattgemüse, Grünkohl, Rosenkohl, Broccoli, Gurken, Soja und Orangen. Amerikanische Wissenschaftler haben herausgefunden, dass Folsäure die Bildung des Glückshormons Serotonin ankurbelt. Bekommt der Mensch genügend Folsäure in der Nahrung, so wird er wesentlich entscheidungsfreudiger und tatkräftiger.

Günstig auf die Stimmungslage wirkt sich körperliche Betätigung jeder Art wie Spaziergänge, Wanderungen, Bergtouren, Gartenarbeit, Velofahren, Sport und so weiter aus. Anstatt vor sich hin zu brüten, bekommt man dadurch Abstand von seinen Problemen.

Bei depressiven Störungen bieten uns gewisse Heilpflanzen wirksame Hilfe. Allen voran das Johanniskraut, von dem schon die Kräuterbücher des späteren Mittelalters melden, dass es gegen «Niedergeschlagenheit und Melancholie» helfe und den «Dämon der Schwermut» austreibe, erlebt heute eine Renaissance, da seine Wirkung auf die Psyche, vor allem bei Depressionen leichter und mittlerer Grade, wissenschaftlich belegt ist. Es soll synthetisch hergestellten Psychopharmaka in nichts nachstehen, ohne dass unerwünschte Nebenwirkungen zu befürchten sind.

Johanniskraut Bei depressiven Menschen ist häufig das Zusammenspiel bestimmter Botenstoffe im Gehirn gestört. Johanniskrautpräparate regulieren nach neueren Forschungen gewisse Funktionen des vegetativen Nervensystems und wirken gezielt auf das Mittel- und Zwischenhirn, jene Gehirnregionen, deren Funktionen bei Depressiven häufig gestört sind. Die Wirkstoffe des Johanniskrautes verhelfen den Nerven zu Ruhe und Ausgeglichenheit. Zur Teebereitung nehmen Sie einen Teelöffel des getrockneten Krautes, giessen kochendes Wasser darüber, lassen 10 Minuten ziehen und trinken von diesem Tee täglich 2 Tassen etwa 3 bis 4 Wochen lang.

Teemischung gegen depressive Zustände Je 2 Teile Johanniskraut und Melissenblätter, je 1 Teil Schafgarbenblüten und Baldrianwurzel mischen, von dieser Mischung 2 Teelöffel auf $1/4$ Liter Wasser heiss aufgiessen. Dieser Tee bewährt sich bei nervösen Erschöpfungszuständen, Unruhe, depressiven Verstimmungen und sorgt für einen ruhigen Schlaf, der bei Depressiven oft gestört ist.

Homöopathische Mittel

Acidum phosphoricum D4-D6 Schwäche und Erschöpfung nach Anstrengungen. Der Patient ist unkonzentriert, apathisch, energielos. Es ist ihm unmöglich, geistig zu arbeiten. Das Mittel hilft bei Folgen von Kummer, Sorgen und Heimweh.

Natrium muriaticum D6-D12 Allgemeine Schwäche, Abmagerung, passt für hoffnungslose, depressive, niedergeschlagene Menschen; bei Schwermütigkeit nach dem Tod eines geliebten Menschen oder nach enttäuschter Liebe; die Patientin kann erlittenes Unrecht nicht vergessen.

Aurum metallicum D6-D12 Neigung zu Bluthochdruck, Blutandrang zum Kopf, rotes Gesicht, Druck und Beengung der Brust. Die Aurum-Typen haben oft depressive Phasen mit Selbstmordgedanken oder Zornausbrüchen. Das Leben ist ihnen eine Last, sie ersehnen den Tod.

Ignatia D4-D6-D12 Angst vor Krankheiten aller Art, Folgen von Sorgen, Eifersucht und unterdrücktem Herzeleid. Der Patient frisst den Kummer in sich hinein, ist schnell beleidigt. Besserung durch Wärme und Bewegung.

Sepia D6-D12 Bei blassem, gelblichem Aussehen für reizbare, schlecht gelaunte, depressive Frauen; nervöse Beschwerden in den Wechseljahren; Gleichgültigkeit gegen Mann, Kinder, Familie und häusliche Pflichten, nervöse Erschöpfung, Neigung zum Weinen. Es passt besonders für Frauen, deren Genitalien viel mitzumachen hatten (Unterleibsoperationen, schwere Geburten, Überanstrengungen).

Schlüsselblume *Primula veris*. Bei Erkältungskrankheiten dürfen wir die Schlüsselblume nicht vergessen. Ein Aufguss der Blüten oder der Wurzel löst festsitzenden Bronchialschleim und stillt den Husten. Die Schlüsselblume ist auch ein bewährtes nervenstärkendes Mittel. Sie wirkt entspannend und beruhigend auf das Nervensystem und fördert den Schlaf.

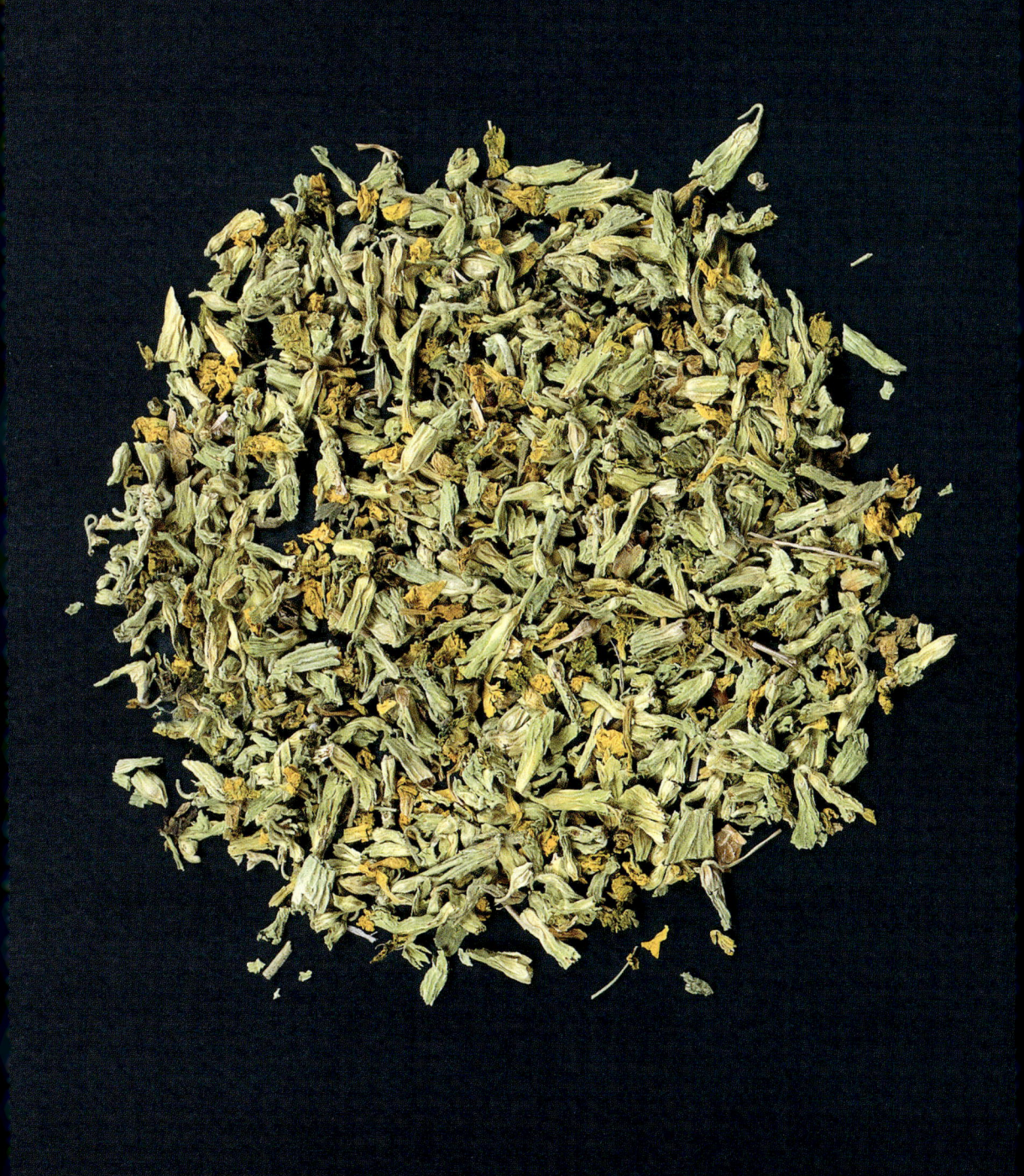

Diabetes

Neben Herz- und Kreislaufstörungen, rheumatischen Krankheiten und Krebs ist auch Diabetes eine Volkskrankheit geworden, die in den letzten Jahren erheblich zugenommen hat. Dies ist zweifellos eine Folge von Überernährung und Bewegungsmangel. Während des Zweiten Weltkriegs, als viele Nahrungsmittel rationiert waren, gingen die Erkrankungen an Diabetes erstaunlich zurück.

Die Zuckerkrankheit wird meist durch eine Unterfunktion der Bauchspeicheldrüse hervorgerufen, in der das lebenswichtige Insulin produziert wird. Eine verminderte Insulinabsonderung führt zu einer tiefgreifenden Störung im Zuckerstoffwechsel mit Erhöhung des Blutzuckers und einer vermehrten Zuckerausscheidung im Urin. Bei hohem Konsum von Kohlehydraten muss die Bauchspeicheldrüse auf Hochtouren arbeiten und vermehrt Insulin produzieren. Das hält sie einige Jahre aus, dann erschöpft sich aber ihre Leistungsfähigkeit. Durch die mangelhafte Insulinzufuhr wird der Zucker nicht mehr genügend verarbeitet und geht ins Blut über. Die ersten Anzeichen von Diabetes sind leichte Ermüdbarkeit, grosser Durst, gelegentliches Hautjucken. Es besteht Neigung zu Abszessbildung. Bei stark erhöhtem Blutzucker über längere Zeit kommt es schliesslich zu Arterienverkalkung und zur Verminderung der Abwehr gegen Infektionen.

Hautentzündungen an Fingern und Zehen, Verletzungen nach Hühneraugenoperationen, Druckstellen von Schuhen gehen beim bejahrten Diabetiker gerne in den Brand (Gangrän) über. Die Augen sind durch Netzhauterkrankungen sehr gefährdet. Bei verhältnismässig vielen älteren Menschen ist der Zuckerspiegel im Blut zu hoch, besonders bei Übergewichtigen. Durch zweckmässige Diät ist es in vielen Fällen von Altersdiabetes möglich, die Bauchspeicheldrüse anzuregen, wieder vermehrt körpereigenes Insulin zu erzeugen. In schweren Fällen von Diabetes bleibt als letztes, unentbehrliches Mittel die Zufuhr von Insulin (Spritzen unter die Haut).

Die richtige Einstellung und Dosierung des Insulins durch den Arzt ist dabei sehr wichtig.

Ernährung und Lebensweise

Eine ausgewogene Diät ist die Grundlage der Diabetesbehandlung. Zunächst versuche man allein mit diätetischen Massnahmen auszukommen, wodurch es in leichteren Fällen möglich ist, die Krankheit zu beherrschen.

Was vielen Zuckerkranken zu schaffen macht, ist die Angst vor einer lebenslangen, strengen Diät. Ist das zumutbar? Ist das überhaupt durchführbar? Der Diabetiker muss einsehen, dass sich diese Diät kaum von einer normalen, gesunden Vollwertkost unterscheidet. Zu empfehlen sind rohe Salate, Kohl, Karotten, Randen, Chicorée, rohes Sauerkraut, gedämpfte Gemüse, Joghurt, Sauermilch, Buttermilch, Mandeln, Nüsse und Haferspeisen. In mässigen Mengen erlaubt sind Fleisch, Eier, Käse, Vollmilchprodukte, Kartoffeln, Obst und Naturreis. Zu meiden sind weisser Zucker, Süssigkeiten, Teigwaren, Schweinefleisch, Wurstwaren, stark gesalzene Speisen, fettes Fleisch.

Massvolle, sportliche Betätigung wie Wandern, Schwimmen, Radfahren oder Gymnastik fördern den Zuckerabbau.

Hausmittel

Roher Kaffee Durch den täglichen Genuss von rohem Kaffee soll sich der Zuckergehalt erheblich senken. Man vermutet, dass ungeröstete Kaffeebohnen einen Stoff enthalten, der die Bauchspeicheldrüse zur besseren Insulinproduktion anregt. Die Kaffeebohnen mahlen, 1 Teelöffel des Pulvers mit einer Tasse siedendem Wasser überbrühen, ziehen lassen.

Salbei Salbei hat eine ausgeprägte blutzuckersenkende Wirkung. Der Tee verbessert die Bauchspeicheldrüsenfunktion, wodurch die Kohlehydrattoleranz wesentlich erhöht wird. Bitterstoffhaltigen Heilpflanzen wie Enzianwurzel, Bitterklee, Tausendguldenkraut und Löwenzahn schreibt man die Fähigkeit zu, die Tätigkeit der Bauchspeicheldrüse anzuregen. Ähnliches gilt für Nussblätter, Bohnenschalen und Brennnesselwurzeln.

Brunnenkresse	Der regelmässige Genuss frischer Brunnenkresse senkt den Blutzuckerspiegel deutlich.
Pulverisierte Schneckenschalen	Ein altes Volksmittel für Diabetiker sind pulverisierte Schneckenschalen.
Diabetestee	Gleiche Teile von Bitterklee, Löwenzahnwurzeln, Brennnessel, Heidelbeer- und Walnussblättern mischen.
Löwenzahn	Im Frühjahr sind die jungen Blattrosetten des Löwenzahns als Zusatz zu Salaten sehr zu empfehlen.

Homöopathische Mittel

Arsen D5-D6	Brennender Durst, rasche Abmagerung, Neigung zu Abszessen und Durchfall, Furunkulosen, Altersbrand; besser durch warme Anwendung.
Natrium sulfuricum D6-D12	Es hilft bei Durchfallneigung, Verdauungs- und Leberstörungen, mangelhafter Gallenabsonderung.
Acidum phosphoricum D4-D6	Körperliche und geistige Ermüdung, sexuelle Schwäche, Trockenheit im Mund mit grossem Durst, Zerschlagenheit aller Muskeln; passt für nervöse Naturen.
Lycopodium D4-D12	Leberfunktionsstörungen, Hautjucken, Darmträgheit, Blähungen, Verlangen nach Süssigkeiten.

Mariendistelsamen *Silybum marianum*. Die kleinen Samen der Mariendistel gehören zu den wirksamsten Leberschutz- und Heilmitteln. Sie reinigen die Gallengänge und wirken blähungswidrig und krampfstillend. Die Mariendistel wächst an sonnigen Hängen Südeuropas.

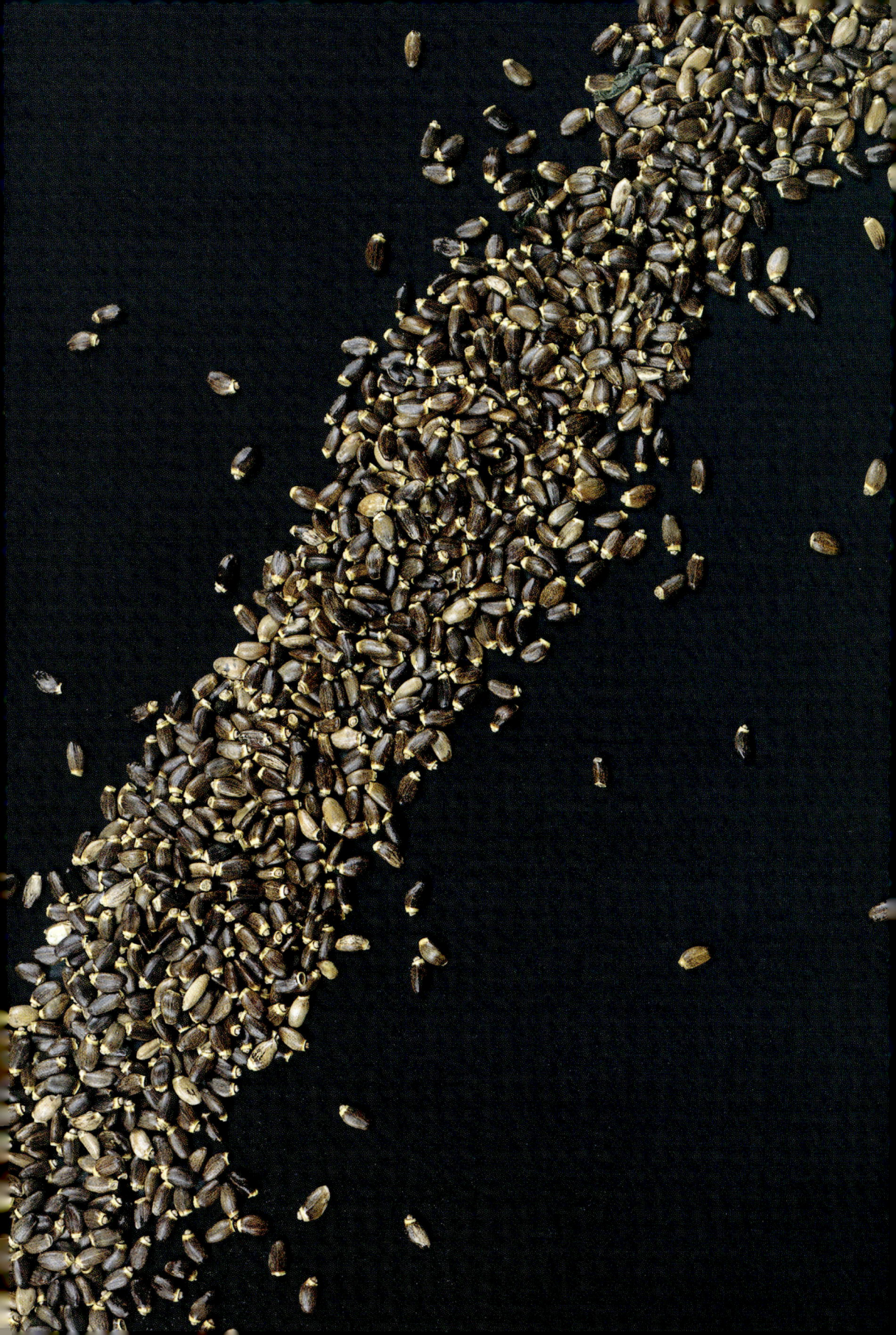

Secale cornutum D4-D6 Kalte Hände und Füsse, wenn Wärme schlecht ertragen wird; allgemeine Schwäche, ängstliche Unruhe, Neigung zu Altersbrand, grosser Durst; trockene Haut, die sich kalt anfühlt; passt für abgemagerte, reizbare Frauen.

Durchfall

Magen- und Darmkatarrhe und Durchfälle sind oft infektiöser Natur. Sie können durch Bakterien, Viren, Salmonellen oder Lamblien verursacht werden. Kältereize wie das Trinken kalter Getränke bei erhitztem Körper, Diätfehler, Genuss von verdorbenen oder schwer verdaulichen Speisen sind häufig Ursachen von Durchfällen. Personen mit empfindlichen Verdauungsorganen können nach Gemütsbewegungen wie Ärger, Schreck, Angst oder Reisestress mit Durchfall reagieren. Durchfälle können aber auch als Begleiterscheinungen verschiedener Krankheiten auftreten.

Ein grosser Teil der Urlauber, die ihre Ferien in südlichen Ländern verbringen, machen mit Darminfektionen Bekanntschaft. Deshalb ist in solchen Ländern besondere Vorsicht mit Nahrungsmitteln geboten, die Durchfall verursachende Keime enthalten können, wie Salate, Sandwiches, Eiscrèmes, Desserts, Leitungswasser.

Die dünnflüssigen Stühle können von krampfartigen Bauchschmerzen, Übelkeit und Erbrechen begleitet sein. Am Anfang ist es oft schwer zu unterscheiden, ob es sich um einen harmlosen Magen- und Darmkatarrh handelt oder ob die Krankheitserscheinungen den Beginn einer akuten Infektionskrankheit anzeigen. Wenn ein akuter Durchfall nach 3 bis 4 Tagen nicht behoben ist, bedarf es einer ärztlichen Abklärung.

Ernährung und Lebensweise

Durchfall ist eine Selbsthilfe des Körpers, um unerwünschte Substanzen loszuwerden. Man folge dem Gebot der Natur, lasse den Darm sich reinigen und begehe nicht die Torheit, sofort stopfende Mittel anzuwenden. Das Gefährlichste am Durchfall ist der Flüssigkeitsverlust. Dieser Verlust muss durch reichliches Trinken ausgeglichen werden. Am Anfang esse man keine festen Speisen, auch keine Milch.

Als Tee eignen sich Brombeerblätter, Spitzwegerichblätter, Gänsefingerkraut und Frauenmantel. Sehr wohltätig wirken oft warme Umschläge auf die Magen- und Darmgegend. Warmhalten der Füsse, überhaupt Wärme in jeder Form, wirkt günstig. Vom zweiten Tag an sind Schleimsuppen erlaubt. Hat sich der Darm beruhigt, so gehe man langsam wieder zur Normalkost über.

Hausmittel

Getrocknete Heidelbeeren Es gibt kaum ein besseres und unschädlicheres Mittel gegen Durchfälle als getrocknete Heidelbeeren. Sie haben keimtötende, entzündungswidrige Eigenschaften und können sogar Koli-Bakterien, die Hauptauslöser von infektiösen Darmkatarrhen, vernichten. Mehrmals täglich 1 Teelöffel getrocknete Heidelbeeren zerkauen.

Gänsefingerkraut, Tormentillewurzel Bei Durchfall, im Volksmund «schnelle Kathri» genannt, hat sich ein Tee aus Gänsefingerkraut und Tormentillewurzeln zu gleichen Teilen als sehr hilfreich erwiesen. Dieser Tee beseitigt Krämpfe und Koliken im Magen- und Darmbereich.

Weizenmehl Wer unter akutem Durchfall leidet, verrühre in einem Glas frischen Wassers so viel Weizenmehl, dass es die Konsistenz von Milchrahm bekommt. Dieser Brei wird tagsüber löffelweise eingenommen. Es soll selten notwendig sein, das Mittel am folgenden Tag noch einmal anzuwenden.

Früchte des Johannisbrotbaums Die getrockneten Früchte (Schoten) des Johannisbrotbaums, die wir als Kinder gerne knabberten, sind sehr nährstoffreich und haben eine spezifische Wirkung bei Durchfall. Das Mittel ist in Pulverform in Drogerien und Reformhäusern erhältlich.

Faulbaumrinde *Frangula alnus*. Die Faulbaumrinde wirkt milde abführend und fördert die Gallenfunktion. Der Tee sollte nur abends vor dem Schlafengehen getrunken werden. Die Faulbaumrinde ist Bestandteil vieler Entfettungs- und Blutreinigungstees.

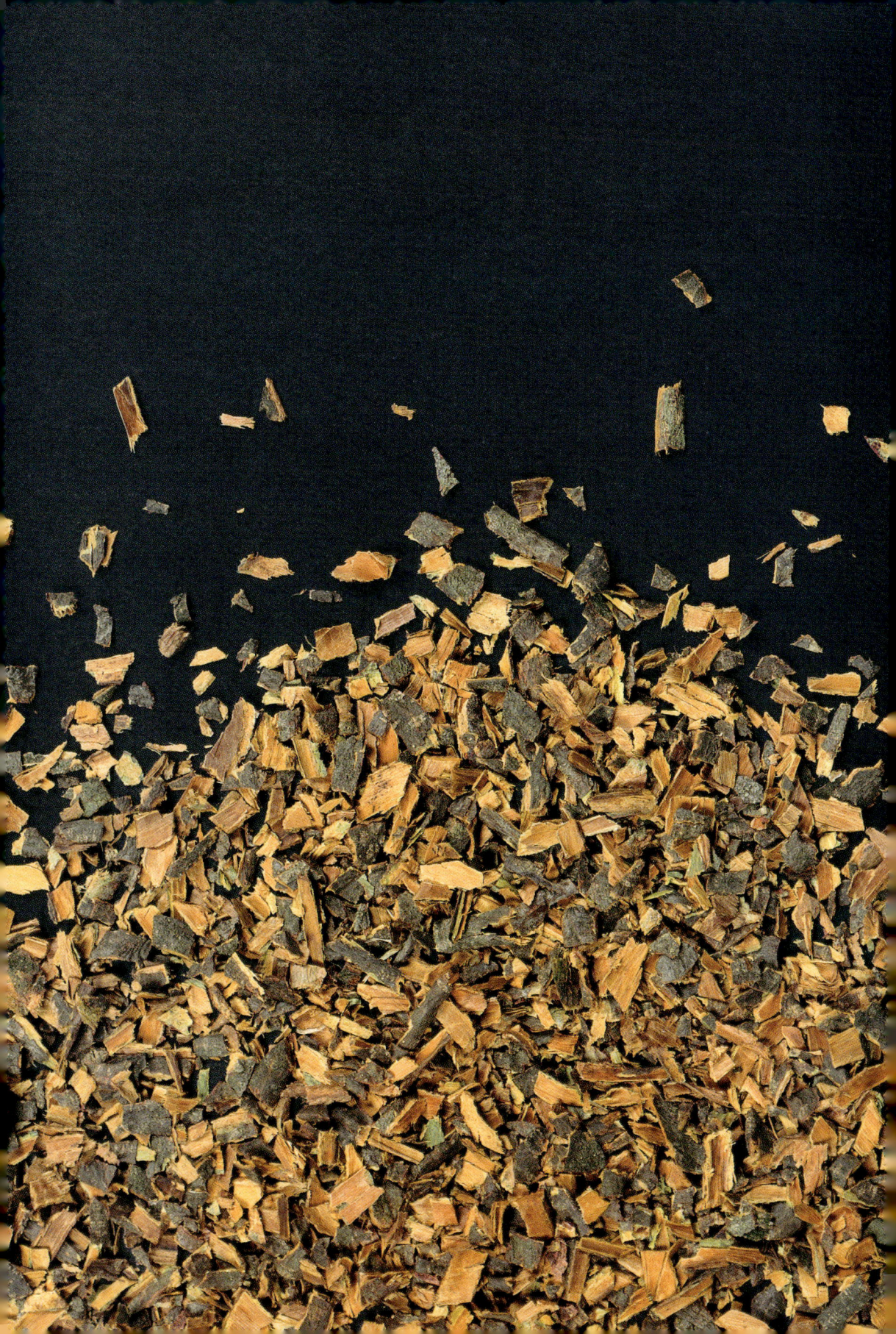

Homöopathische Mittel

Veratrum D4-D6 Wässerige Stühle, kalte Glieder, grosse Schwäche, erschöpfende nächtliche Durchfälle mit Ausbruch von kaltem Schweiss, Kreislaufschwäche, grosse Hinfälligkeit, heftiges Erbrechen.

Aloe D4-D6 Blähungen, Hämorrhoiden, heftiger Stuhldrang; Unsicherheit, Unbehagen und Schwäche im Mastdarmgebiet. Bei Blähungsabgang kann unfreiwilliger Stuhl erfolgen.

Arsen D6-D12 Ist eines der wichtigsten Mittel gegen Durchfall, besonders wenn Kräftezerfall, grosser Durst und Abneigung gegen alle Speisen besteht. Die Stühle sind unverdaut, übelriechend und gehen sofort nach der Nahrungsaufnahme ab.

Mercur sublimatum D6-D12 Die Stühle sind klebrig, schleimig, blutig. Die Stuhlentleerung ist mit grosser Anstrengung verbunden. Die Leber ist sehr empfindlich, der Patient schwitzt leicht.

Natrium sulfuricum D6-D12 Morgendurchfälle mit plötzlichem Drang; gallig-wässerige Stühle mit reichlichem Blähungsabgang; wässerige, explosionsartig abgehende Stühle mit üblem Geruch.

Ipecacuanha D4-D6 Heftige Kolikschmerzen; schleimige Stühle, die oft mit Blut vermischt sind. Die Durchfälle sind mit Übelkeit und Erbrechen verbunden; Erbrechen oft gleich nach der Nahrungsaufnahme.

Ekzeme ➤ Hautkrankheiten

Ein Ekzem ist oft eine allergische Reaktion auf bestimmte Substanzen. Sie kann durch äussere Einflüsse, Empfindlichkeit gegen verschiedene Stoffe wie Chemikalien, Reinigungsmittel, Tierhaare, Kunstfasern oder durch kosmetische Mittel ausgelöst werden. Ein Ekzem kann durch Unverträglichkeit gegenüber verschiedenen Speisen wie Milch, Eier, Nüsse, Zwiebeln verursacht werden. Manche Säuglinge bekommen Ekzeme, wenn man von Muttermilch auf Kuhmilch umstellt.

Frühlingsmüdigkeit

Im Frühling, wenn die Natur aus dem Winterschlaf erwacht und sich das schlummernde Leben unter der wärmenden Sonne wieder zu regen beginnt, werden wir daran erinnert, dass der Mensch den Naturgesetzen ebenso unterworfen ist wie alles, was kreucht und fleucht auf unserm Planeten. Mit dem Einzug des Frühlings schaltet der Organismus auf eine aktivere Tätigkeit um. Er will sich von den Schadstoffen und Abfallprodukten befreien, die sich im Laufe des Winters angesammelt haben. In dieser Zeit fühlen sich viele Menschen energielos und schlapp. Welch ein Gegensatz zur fröhlich erwachenden Natur!

Dieser Zustand hat verschiedene Ursachen. Was uns in den langen Wintermonaten gefehlt hat, sind Sonnenschein, genügend Bewegung und eine vitalstoffreiche Ernährung. Wie können wir unsern Organismus wieder in Schwung bringen? Ein uraltes Gesetz der Naturheilkunde lautet: Heilen ist in erster Linie reinigen, entgiften, entschlacken. Eine Frühlingskur mit viel Salat, Obst und Frischgemüse hilft, die während des Winters angesammelten Giftstoffe auszuscheiden. Der Salat wird mit essbaren Wildkräutern, welche uns die Natur kostenlos spendet, angereichert. Wildgemüse sind reicher an Mineralstoffen, Fermenten, Spurenelementen, Vitaminen und Chlorophyll als das Gemüse von ausgelaugten, künstlich gedüngten Ackerböden. Sie enthalten nebst Nährstoffen auch Heilstoffe.

Wenn wir in unsere Zivilisationsnahrung aus Urböden stammende Wildgemüse einbauen, kommen wir einem Grundsatz des Hippocrates nach, der schon 400 Jahre vor Christi lehrte: «Eure Nahrungsmittel sollen Heilmittel sein und eure Heilmittel Nahrungsmittel!» Wildsalate sind deshalb besonders wertvoll, weil sie auf selbst gewähltem Standort, in der jeder Pflanze eigenen Lebensgemeinschaft gewachsen sind. Kommen zum täglichen Genuss der frischen Frühlingskräuter noch die notwendigen Supplemente wie Licht, Luft, Bewegung im Freien, so scheinen alle Gift- und

Krankheitsstoffe in unserm Organismus in Acht und Bann geschlagen zu sein. Man ist verjüngt und beschwingt. Müdigkeit und Unlustgefühle weichen, und nichts kann uns mehr daran hindern, den jungen Lenz zu geniessen.

Aber nicht nur Fitness und Wohlbefinden profitieren von einer Frühlingskur, sondern auch das Aussehen. Nach Kräuterpfarrer Johann Künzle verschwindet die «Mehlsackfarbe» im Gesicht, und der Totengräber kann seine Schaufel wieder in den Schopf stellen.

Beim Sammeln von Wildkräutern achten wir darauf, dass wir nur einwandfreies Pflanzenmaterial einbringen. Wir werden deshalb die Nähe von Strassen und gedüngte Wiesen meiden. Gute Sammelplätze sind Ödland, Sümpfe, Moore, Heiden, lichte Wälder oder Alpweiden. Die Gaben, die wir uns aus dem Selbstbedienungsladen der Natur kostenlos beschaffen, sind für die Gesundheit in zweifacher Weise sehr wertvoll: Zum einen liefern sie uns eine ausgezeichnete und bekömmliche Heilkost, und zum andern trägt das Herumstreifen in Feld und Wald viel zur körperlichen und seelischen Gesundung bei.

Wildkräuter

Löwenzahn   Kaum ist der Schnee geschmolzen, erscheinen oft schon Mitte Februar die ersten Blattrosetten des Löwenzahns. Als Salatpflanze wird er wohl deshalb nicht gebührend geschätzt, weil er überall zu haben ist und nichts kostet. Die Feinschmecker Frankreichs haben ihn jedoch stets hoch in Ehren gehalten. Der Löwenzahn ist ein Leber- und Nierenfunktionsmittel ersten Ranges, wirkt wassertreibend und senkt die Blutfettwerte.

Bärlauch   In feuchten Wäldern wächst Bärlauch oft in grossen Mengen. Nicht ohne Grund steht er in der Volksmedizin seit jeher in hohem Ansehen. Von ähnlicher Wirkung wie der Knoblauch, reinigt er den Organismus von Giftstoffen und Unrat und wirkt gegen vorzeitige Abnutzungs- und Alterserscheinungen. Er eignet sich als Zusatz zu verschiedenen Speisen und Salaten und wird fein geschnitten, wie Schnittlauch, der fertigen Suppe beigegeben.

Brennnessel

Die Brennnessel, die wir nur mit Handschuhen anfassen, gilt als eine der wirksamsten Heilpflanzen unserer Flora. Ihr hoher Gehalt an Eisen, Kalk, Kieselsäure, Chlorophyll und Vitaminen macht sie zu einem wertvollen Heilmittel bei Kalkmangelzuständen und Blutarmut. Sie eignet sich besonders für Suppen und zur Herstellung spinatartiger Gemüse. Um die Brennnessel roh geniessen zu können, wird sie fein geschnitten, gehackt oder durch den Gemüsewolf gedreht.

Geissfuss

Ein schwer ausrottbares Unkraut, mit dem der Gartenliebhaber auf Kriegsfuss steht, ist der Zaungiersch, auch Geissfuss oder Baumtropfen genannt. Durch seine unterirdischen Ausläufer erobert er sich oft grosse Flächen des Gartenlandes. Aber warum ausrotten? In der Küche verwenden sollte man ihn! Fünf bis sechs Wochen lang kann man die jungen Blätter und Triebe aus dem Garten holen und als Zusatz zu Salaten oder zusammen mit Brennnesseln, Rapunzeln, Sauerampfern und andern Wildgemüsen zu spinatartigen Gemüsen verwenden. Der botanische Artnahme Podagraria, verrät uns, dass der Pflanze heilende Kräfte innewohnen: Podagra = Fussgicht, wurde einst mit Präparaten aus dem Zaungiersch behandelt. Der Tee aus der getrockneten Pflanze wurde älteren Leuten verordnet, die an Rheuma und Gelenkschmerzen litten.

Gänseblümchen

Die kleinen Blätter des Gänseblümchens, das fast das ganze Jahr auf Äckern und Weiden oder als Unkraut auf dem englischen Rasen zu finden ist, wird gerne als Beigabe zu Salaten und Gemüsen verwendet. In der Pflanzenheilkunde wird das Gänseblümchen bei den Saponinpflanzen eingereiht. Wie alle saponinhaltigen Pflanzen wird es bei verschiedenen Krankheiten der Atmungsorgane, besonders als schleimlösendes Mittel, verwendet. Es wirkt blutreinigend und abführend.

Bachbungen-Ehrenpreis Zu den Favoriten unter den Wildgemüsepflanzen gehört das Bachbungen-Ehrenpreis. Es wächst oft in ganzen Beständen an Bächen und Gräben, wo es ebenso gut unter dem Wasserspiegel, wie an der Luft gedeiht. Die Bachbunge ist sehr Vitamin-C-reich und wird gerne für säfteverbessernde Frühlingskuren bei Müdigkeit, Antriebslosigkeit und bei Vitamin-C-Mangel empfohlen. Wie die meisten Ehrenpreisarten soll auch das Bachbungen-Ehrenpreis einen zu hohen Cholesterinspiegel etwas senken. Es wird gerne andern Salaten, besonders dem Kartoffelsalat, beigemischt.

Brunnenkresse Die Brunnenkresse wächst an Quellen und Fliessgewässern und oft in dichten Rasen. Als Frühjahrskur wird sie empfohlen, wenn eine Reinigung der Säfte und eine Vitamin-Zufuhr nötig erscheinen. Die Brunnenkresse enthält nicht nur reichlich Vitamin A und C, sondern sie besitzt keimtötende und keimhemmende (antibiotisch wirksame) Substanzen, und stärkt das körpereigene Abwehrsystem. Auch andere heimische Kressearten, besonders das häufige, bittere Schaumkraut und die Waldkresse, haben ähnliche Eigenschaften und können an Stelle der Brunnenkresse verwendet werden. Der etwas scharfe Geschmack der Kressearten lässt sich bei der Salatzubereitung durch Beigabe von etwas Bienenhonig mildern.

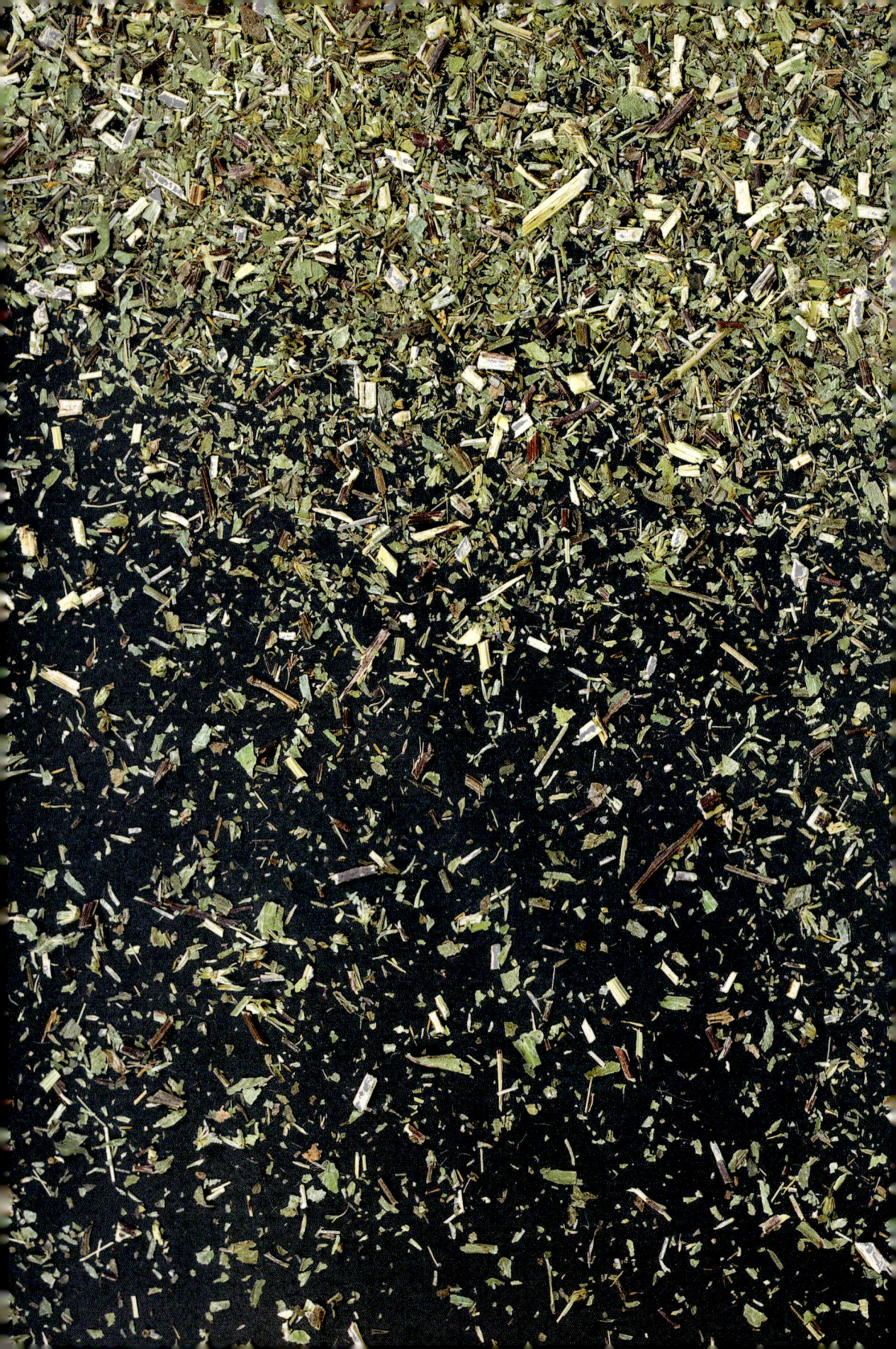

Gallensteine

Die Gallenflüssigkeit ist ein wichtiger Verdauungssaft, der in der Leber produziert und zum Teil in eingedickter Form in der Gallenblase gespeichert wird. Durch die Gallenausfuhrgänge fliesst die Galle in den Darm, um zur Verdauung des Speisebreis beizutragen. Ohne die Gallenflüssigkeit ist die Verdauung der Fette in der Nahrung nicht möglich.

Wenn die Galle zu stark eingedickt wird, können sich in der Gallenblase Steine bilden, die von dort in den Ausführgang wandern können, wo sie den Abfluss der Galle behindern oder völlig verstopfen. Die Folge sind fast unerträgliche Schmerzen im rechten Oberbauch, die oft bis unter das Schulterblatt ausstrahlen. Eine Schmerzattake kann nach einer üppigen, fettreichen Mahlzeit unvermittelt auftreten.

Bei eingeklemmten Gallensteinen erfolgt zwangsläufig ein Rückstau der Gallenflüssigkeit in die Leber, was dieses Organ in lebensgefährlicher Weise schädigen kann. Anderseits führt keineswegs jeder Gallenstein zu Beschwerden. Grössere Steine können brav in der Gallenblase liegen bleiben, so dass sie sich das ganze Leben nicht bemerkbar machen. Wenn ein Gallensteinträger häufig an Koliken leidet oder wenn die gesamte Gallenblase mit Steinen angefüllt ist, ist es ratsam, sich zur operativen Entfernung der Gallenblase zu entschliessen.

Als Ursachen der Gallensteinbildung kommen Ernährungsfehler, zu fette Speisen, Stoffwechselstörungen (Cholesterinstoffwechsel) oder seelisch-nervöse Einflüsse in Frage. Frauen sind häufiger von Gallensteinbildung betroffen als Männer.

Ernährung und Lebensweise

Eines der besten Linderungsmittel bei Gallensteinkolik sind warme, feuchte Wickel, auf die Lebergegend gelegt, die so oft wie möglich erneuert werden. Gallensteinleidende sollen

Goldrute *Solidago virgaurea*. Die bis zu einem Meter hohe Pflanze wächst im Hochsommer bis Herbst in sonnigen, abgeholzten Wäldern. Sie ist ein Nierenmittel ersten Ranges, das mit gutem Erfolg bei Nierengriess und Nierensteinen verwendet wird. Sie fördert die Urinausscheidung ohne die Nierengewebe zu reizen.

mässig leben, viel Obst und Gemüse essen, fleissig Wasser trinken und sich viel Bewegung an der frischen Luft verschaffen. Anfälle von Gallenkoliken lassen sich bei einem Blick auf die Lebensführung oft leicht erklären. Sie treten häufig nach dem Genuss von Speck, Schweinebraten, Bohnen, Blut- und Leberwurst, Pommes frites und andern in Fett gebackenen Speisen auf.

Hausmittel

Olivenöl — Der Gallensteinleidende trinke öfters einen Kaffeelöffel Olivenöl. Dadurch können Gallensteine in den Darmkanal abgeleitet werden.

Durandsche Tropfen — Ein sowohl für den Anfall als auch zur Vorbeugung von Anfällen bewährtes Mittel sind die Durandschen Tropfen. Sie bestehen aus 1 Teil gereinigtem Terpentinöl und 4 Teilen Hofmannstropfen (Apotheke). Bei Gallensteinen muss man sanft anfangen: 3-mal täglich 5 bis 10 Tropfen in einem halben Glas Wasser einnehmen. Diese Tropfen erleichtern den Gallensteinen das Durchschlüpfen.

Mixtur — Der Abgang von Gallensteinen wird durch folgendes Hausmittel gefördert: 100 Gramm Olivenöl, 10 Tropfen gereinigtes Terpentinöl, 20 Gramm Kognak, 1 Eigelb, 1 Esslöffel Zitronensaft, gut vermengt innerhalb einer Stunde eingenommen.

Homöopathische Mittel

Belladonna D4-D6 — Ist ein äusserst wirksames Antispasmosicum (krampfstillendes Mittel), das zu den zuerst einzusetzenden Mitteln bei Gallensteinkoliken gehört. Die Leber ist oft angeschwollen, der Bauch aufgetrieben und schmerzt bei Berührung.

Nux vomica D4-D6	Geben wir nach Missbrauch von Alkohol, Abführmitteln und Medikamenten. Es passt für reizbare, ärgerliche, cholerische Patienten. Nux vomica gehört zu den wirksamsten Mitteln bei Gallensteinkoliken, wenn übler Mundgeruch, Völlegefühl, Sodbrennen, Übelkeit und Verstopfung vorhanden sind.
Carduus marianus D1-D3	Bei stechenden, in den Rücken ausstrahlenden Schmerzen, bitterem Mundgeschmack, weiss belegter Zunge, Übelkeit, Erbrechen; passt besonders für dicke Frauen mit Leberschwellung.
Colocynthis D4	Ist bei heftigen Koliken das Hauptmittel bei schneidenden, schiessenden Schmerzen, die sich durch Wärme, Ruhe und Zusammenkrümmen bessern.
Magnesium phosphoricum D4-D6	Bei sehr starken Krämpfen, Verstopfung; besser durch Wärme, schlimmer durch Kälte, gleichzeitig liebt der Patient kalte Getränke.

Gedächtnisschwäche

Die Lebenserwartung des heutigen Menschen ist im Steigen begriffen. Wir leben deutlich länger als unsere Vorfahren. Gleichzeitig nehmen gewisse Krankheiten zu, allen voran Herz-und Kreislaufkrankheiten, gefolgt von Krebs, Diabetes und anderen.

Zum Problem geworden ist die Alzheimersche Krankheit. Die ersten Anzeichen sind Gedächtnisschwäche, Orientierungsschwierigkeiten und zunehmender geistiger Zerfall. Das abstrakte Denken und das Urteilsvermögen sind stark eingeschränkt. Der Kranke vergisst und verlernt mit der Zeit alles, was er sein Leben lang getan hat, erkennt seine Angehörigen nicht mehr und wird hilflos und pflegebedürftig wie ein Kleinkind.

Wenn bei Menschen über sechzig Gedächtnis und Konzentration nachlassen, muss dies jedoch nicht der Beginn der Alzheimerschen Krankheit sein. Eine grosse Zahl von Menschen unserer Tage leidet unter den Folgen einer mangelhaften Durchblutung des Gehirns. Als Folge von Ablagerungen an den Gefässwänden der Arterien werden die Gehirnzellen unzureichend mit Sauerstoff versorgt. Die Folgen sind nebst der Abnahme der Gedächtnisleistung oft eine Abnahme des Gehörs und der Sehkraft.

Auch ein zu hoher oder zu niedriger Blutdruck kann die Durchblutung des Gehirns verändern. Wird der Blutdruck behandelt, bessern sich Gedächtnis und Konzentration bald wieder.

Auch Versteifung oder Verkrampfung der Nackenwirbel (Nackenwirbelarthrose) kann eine verminderte Gehirnleistung hervorrufen. Eine Besserung kann durch regelmässige Nackenmassage erzielt werden.

Malvenblüten *Malva silvestris*. Aus den Blüten und Blättern der Malve wird ein Tee bereitet, der bei Entzündungen des Halses und des Rachens Linderung verschafft. Der Tee, gegurgelt und getrunken, wirkt reizmildernd bei Entzündungen des Mundes und des Rachenraumes und stillt den Husten. Breiumschläge von Malven dienen dazu, um harte Geschwulste und Eissen zu erweichen.

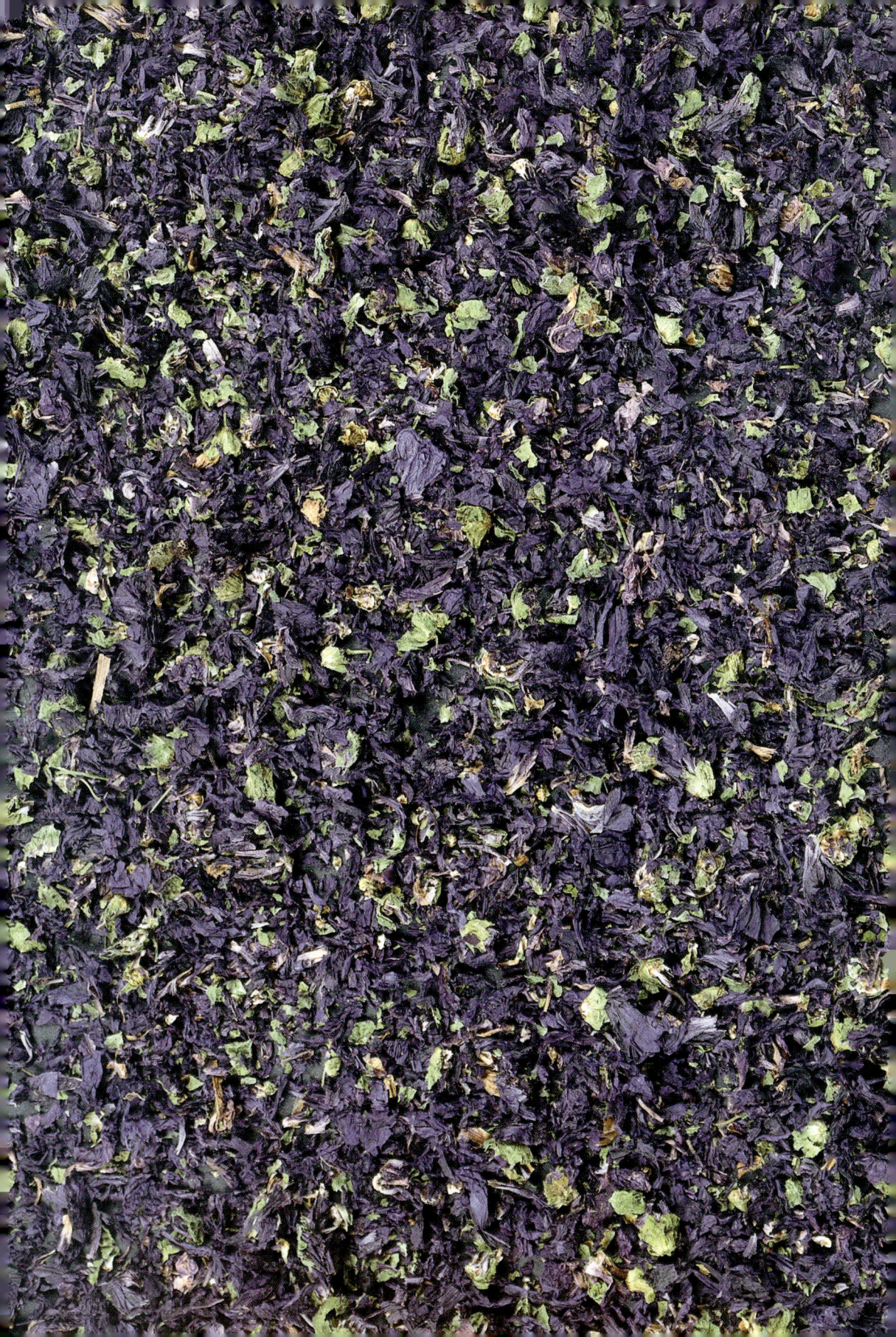

Ernährung und Lebensweise

Wer oft mit kranken Menschen zu tun hat, kann immer wieder beobachten, dass zwischen Ernährungs- und Lebensweise und frühzeitigem körperlichem und geistigem Zerfall ein Zusammenhang besteht. Bei schlechter Wartung geht auch ein Auto früher kaputt!

Die besten Mittel, um den Alterungsprozess zu verzögern und die Gehirnzellen lange elastisch, jugendlich und leistungsfähig zu erhalten, ist eine dem Alter angepasste, körperliche und geistige Betätigung und eine gesundheitsbewusste Ernährung. Übermässiges Essen, körperliche und geistige Trägheit sind Wegbereiter für Abbauerscheinungen.

Englische Forscher haben festgestellt, dass Personen, die an der Alzheimerschen Krankheit oder an frühzeitiger Vergesslichkeit leiden, einen Mangel an Enzymen haben. Enzyme sind in frischem Gemüse und frischem Obst genügend vorhanden. Auch ein Mangel an B-Vitaminen spielt beim Zerfall der Gehirnsubstanz und des Nervensystems eine grosse Rolle. Die Vitamine des B-Komplexes sind vor allem in Vollgetreide, Reis, Hafer, Milch, Hefe, Weizenkeimen und Eiern enthalten. Wer bis ins hohe Alter fit im Kopf sein will, muss die Gehirnzellen richtig ernähren.

Heilpflanzen

Ginko Präparate aus den Blättern des Ginkobaumes fördern die Durchblutung der Kopfarterien und versorgen die Hirnzellen mit genügend Sauerstoff und Nährstoffen. Dadurch verbessert sich die Konzentrations- und Merkfähigkeit. Schwindel, depressive Zustände, Hör- und Sehschwierigkeiten können durch das Mittel gebessert werden, ohne dass schädliche Nebenwirkungen eintreten. 15 bis 20 Tropfen Ginko-Tinktur, morgens und abends eingenommen, machen geistig beweglicher.

Ginseng — Ein wirksames Mittel zur Steigerung von Konzentration und Gedächtnis ist Ginseng. Chinesen und Koreaner kennen diese Heilpflanze schon seit Jahrtausenden und sehen in ihr einen Jungbrunnen für alternde Menschen. Die Ginseng-Wurzel fördert die körperliche und geistige Leistungsfähigkeit und hilft bei Schwächezuständen aller Art sowie bei Beschwerden des Alters, und sie stärkt Gehirn und Nervensystem.

Vinca minor – Immergrün — Eine bisher kaum beachtete Heilpflanze, das Immergrün, besitzt eine hervorragende Wirkung auf das Gehirn. Es fördert die Gehirndurchblutung und wirkt der Gehirnverkalkung entgegen. Extrakte des Immergrüns verbessern die Sauerstoffaufnahme des Gehirns. Dadurch wird das Gedächtnis betagter Leute verbessert und die Sinnesorgane wie Gehör und Augenlicht aktiviert. Man nimmt täglich 3-mal 5 Tropfen der Tinktur ein.

Rosmarinblätter — Pfarrer Kneipp verehrte den Rosmarin als Altersmittel und zur Verbesserung von Kreislauf und Gedächtnis. Rosmarin wirkt nervenstärkend und ist wirksam bei Durchblutungsstörungen des Kopfes. Zur Stärkung des Gehirns eignet sich ein Kräutertee aus gleichen Teilen Beifusskraut, Brennnesselsamen und Rosmarin.

Homöopathische Mittel

Lycopodium D6-D12 — Ist oft ein wirksames Mittel gegen Vergesslichkeit, Abbauerscheinungen des Alters, Gedächtnisschwäche und Mangel an Konzentration. Es passt für ärgerliche, reizbare Menschen, die sich über alles aufregen.

Baryum carbonicum D6-D12 — Passt für Kinder, die in der geistigen und körperlichen Entwicklung zurückgeblieben sind. Das Mittel leistet aber oft auch Erstaunliches bei vorzeitigen Abnutzungserscheinungen der Arterien, Folgen von Schlaganfällen und Vergesslichkeit.

Anacardium D6-D10   Ist eines der wichtigsten Mittel bei Gedächtnisschwäche, besonders bei alten Menschen. Der Gedächtnisverlust ist oft mit Melancholie und Depressionen verbunden. Gehirnmüdigkeit nach geistiger Überanstrengung oder Examensangst finden in Anacardium einen guten Nothelfer: Das Gedächtnis ist ganz unbrauchbar. Der Patient möchte immer sitzen und liegen, ist unfähig zu geistiger Arbeit, uninteressiert gegen alles.

Acidum phosphoricum D5-D6   Der Patient leidet unter Gedächtnisschwäche, Konzentrationsmangel und findet die richtigen Worte nicht; er ist teilnahmslos, apathisch, gleichgültig. Das Mittel passt für junge Leute, die rasch gewachsen sind und körperlich und geistig überfordert werden.

Helleborus D4-D6   Konzentrationsschwäche, Verwirrungszustände. Hirnstärkendes Mittel für Schulkinder und für unter geistigem Abbau leidende alte Menschen.

Conium D5-D6   Schwaches Gedächtnis, körperliche und geistige Schwäche, Teilnahmslosigkeit, Gleichgültigkeit, Einschlafen und Kälte der Glieder.

Meisterwurz *Peucedanum officinale*. Die über das ganze Alpengebiet verbreitete Heilpflanze galt bei den Alpenbewohnern einst als eine Art Universalmittel. Sie wirkt harn- und schweisstreibend, verdauungsfördernd und magenstärkend, hilft bei Husten-, Bronchialkatarrh und Verschleimung. Die «Wurz aller Wurzen» dient auch zum Vorbeugen und zur Nachbehandlung von Schlaganfällen.

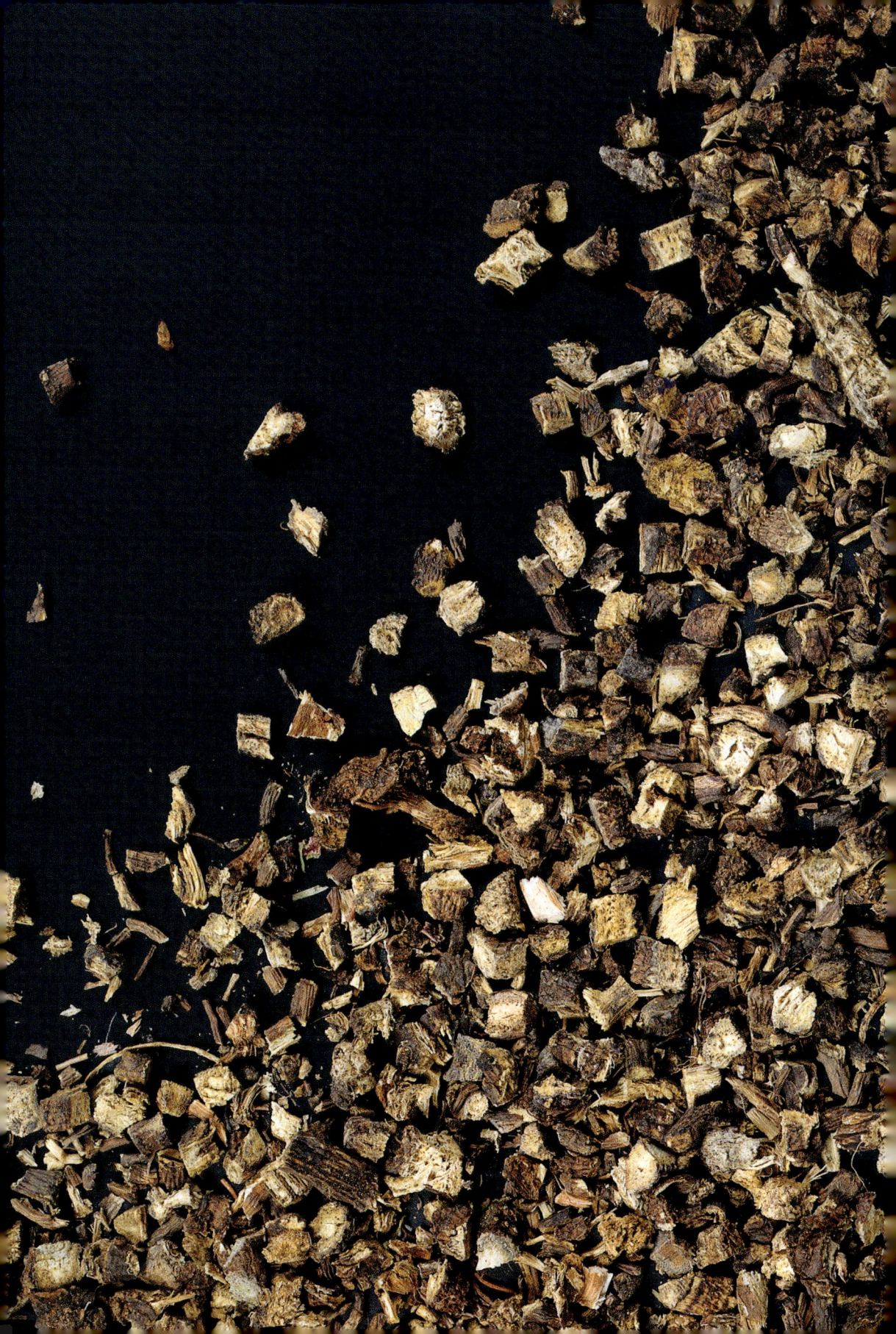

Gelbsucht

Die Gelbsucht ist eine Begleiterscheinung vieler Leberkrankheiten als Folge einer Leberentzündung oder wenn ein Gallenstein in den Gallenausführgang gerutscht ist, dort stecken bleibt und dadurch den Ausfluss der Gallenflüssigkeit behindert. Der Abfluss der Galle kann behindert werden, wenn durch Anschwellung der Schleimhaut des Zwölffingerdarms und Schleimabsonderung die Mündung des Gallenführgangs verschlossen ist (katarrhalische Gelbsucht). Dadurch geht die Gallenflüssigkeit ins Blut und damit in die Körpergewebe und die Haut über.

Als weitere Ursachen einer Gelbsucht kommen Verwachsungen nach Operationen, Krebse der Gallenblase und der Bauchspeicheldrüse oder krankhafte Veränderungen des Blutes in Betracht. Der Kranke klagt über Kopfweh, Appetitlosigkeit, Ekel vor Speisen, bitteren Mundgeschmack, Druck in der Magengegend und lästiges Hautjucken. Dazu machen sich allgemeine Schwäche, rasche Ermüdung und ein Schlafbedürfnis bemerkbar. Zuerst beobachtet man eine Gelbfärbung des Augenweisses, nach einigen Tagen wird oft die ganze Körperoberfläche gelb. Der Urin wird durch Ausscheidung des Gallenfarbstoffes über die Nieren gelbbraun gefärbt und hat einen gelben Schaum. Die Stuhlentleerungen sind hell, grau oder tonfarbig.

Behandlung

Als erste Massnahme haben sich feuchte Packungen auf die Lebergegend bewährt. Im Mittelpunkt der Behandlung steht zweifellos die Leberschonkost, wie sie bei Leberleiden angezeigt ist. Alle in Fett gebackenen und gebratenen Speisen müssen streng gemieden werden, ebenso alkoholische Getränke.

Hausmittel

Lebertee — Kardobenediktenkraut, Bitterklee, Odermenning, Alantwurz und Löwenzahnwurzel zu gleichen Teilen mischen, 1 Teelöffel auf 1 Tasse Wasser heiss aufgiessen. Dieser Tee eignet sich besonders nach einer durchgemachten Gelbsucht, um die Leberfunktion wieder herzustellen.

Homöopathische Mittel

Carduus marianus 0-D3 — Die Mariendistel ist ein bewährtes Leber- und Gallenmittel bei Störungen der Gallensekretion, Gallensteinleiden und Gelbsucht. Wir verordnen das Mittel besonders, wenn Stirnkopfschmerz, Druckempfindlichkeit der Leber und Neigung zu Stuhlverstopfung vorhanden sind. Bei Gelbsucht, die durch Verstopfung der Gallengänge verursacht ist, bewährt sich in akuten Fällen besonders eine Mischung von Carduus und Hydrastis, alle 1 bis 2 Stunden je 5 Tropfen.

Chelidonium 0-D4 — Das Schöllkraut wurde in der Volksheilkunde seit jeher auf Grund der Signaturenlehre wegen seines gelben Milchsafts gegen Leberstörungen und Gelbsucht eingesetzt. Dieses schon von Paracelsus gerühmte Hepatikum besitzt nach neueren Forschungen eine ausgeprägte Wirkung zur Anregung der Gallenfunktion. Bei Gallensteinkolik-Anfällen und bei akuter Gelbsucht ist die Urtinktur vorzuziehen, zur Dauerbehandlung D4–D6. Es passt bei Leber- und Gallenleiden besonders, wenn durchfällige Stühle vorhanden sind (Carduus marianus bei Verstopfung verwenden). Charakteristisch für Chelidonium ist der Schmerz unterhalb des rechten Schulterblattes, ferner grosse Empfindlichkeit und stechende Schmerzen in der Lebergegend, gelb belegte Zunge, Verlangen nach sauren Speisen.

Aconitum D4-D6 Ist eine Gelbsucht durch Erkältung entstanden, mit Fieber, Durst und Schmerzen in der Lebergegend, ist Aconitum das allererste anzuwendende Mittel.

Belladonna D4-D6 Zu Belladonna greifen wir, wenn nebst Fieberschüben Gehirnsymptome wie Schwindel, Irrreden, Blutandrang zum Kopf vorhanden sind. Belladonna bekämpft wie kaum ein anderes Mittel krampfartige Schmerzen in Magen, Darm und Gallengängen.

Bryonia D4-D6 Ist ein sehr wichtiges Mittel gegen Gelbsucht. Der Patient klagt über stechende Schmerzen in der Lebergegend, die sich bei jeder Bewegung verschlimmern. Das Mittel passt für reizbare, leicht verärgerte Personen mit ausgeprägter Müdigkeit und allgemeinem Krankheitsgefühl.

Mercur solubilis D6-D12 Bei katarrhalischer Gelbsucht, Druckempfindlichkeit der Leber, Appetitlosigkeit, nächtlichen Schweissen, Darmkatarrh, dickem Zungenbelag. Mercur hilft vor allem Kranken, die sehr unruhig, ängstlich und lebensmüde sind und eine gestörte Leberfunktion aufweisen.

Sulfur D6-D30 Eignet sich besonders zur Nachbehadlung einer verschleppten Gelbsucht.

Gicht

Die Gicht, das Zipperlein, wie diese Krankheit auch genannt wird, ist so alt wie die Menschheit. Schon in der Bibel ist von der Heilung Gichtbrüchiger die Rede. Gicht ist eine Störung des Harnsäurestoffwechsels, die besonders Männer ab dem vierzigsten Lebensjahr befällt. Der Harnsäuregehalt des Blutes ist erhöht. Dabei wird die Harnsäure in den Gelenken oder in deren unmittelbarer Nähe abgelagert und löst dort Entzündungen und Knotenbildung aus. Auch die Nieren können durch solche Harnsäureablagerungen geschädigt werden.

Von der Gicht werden besonders Personen befallen, die eine gute Tafel führen und dabei wenig Bewegung haben. In vielen Familien ist die Gicht eine erblich auftretende Erkrankung. Dabei wird oft die falsche Ernährungs- und Lebensweise mitvererbt. Dass die Ernährung eine Rolle spielt, kann der Gichtkranke am besten sagen, wenn er nach leckeren Tafelfreuden die charakteristischen, schier unerträglichen Schmerzen an der grosse Zehe verspürt. Durch wiederholtes Auftreten solcher Anfälle kommt es allmählich zu Schwellungen und Deformationen der befallenen Gelenke. Als Folge der üppigen Ernährung leiden Gichtkranke nicht selten an Übergewicht und Diabetes.

In der Praxis kommen reine Gichterkrankungen nicht häufig vor. Viel öfter trifft man auf Mischformen von Gicht, Arthritis oder Arthrose. Befallen sind oft die Fingergelenke, die Daumenwurzeln, Schultern, Knie und nicht selten die Wirbelsäule, erkennbar an der Druckempfindlichkeit der Wirbelkörper. Manchmal kann man die Diagnose Gicht schon durch einen Blick auf die Ohrmuschel stellen. Dort können sich nämlich kleine gelbe Gichtknoten bilden.

Ernährung und Lebensweise

Bei einer erfolgreichen Behandlung von Gicht kommt der Ernährung eine wesentliche Bedeutung zu. Masshalten im Essen und Trinken ist das oberste Gebot. Ohne aktive Mitwirkung des Patienten ist eine Heilung nicht möglich. Vor allem muss der Gichtkranke darauf achten, dass er möglichst wenig säurebildende (purinreiche) Nahrungsmittel zu sich nimmt wie Fleisch, Fleischbrühe, fette Milchprodukte, innere Tierorgane. Der Konsum von Kaffee, Zucker und Alkohol muss eingeschränkt werden. Viel Bewegung im Freien, Spaziergänge, leichter Sport, bewirken bessere Durchblutung der Gelenke, Anreicherung des Blutes mit Sauerstoff und Ausscheidung der Kohlensäure. Je mehr Sauerstoff im Blut vorhanden ist, desto grösser ist die Fähigkeit des Organismus, Harnsäure abzubauen.

Hausmittel

Zaungiersch Ein altes und bewährtes Mittel bei Gicht und rheumatischen Gelenkentzündungen ist der Zaungiersch, auch Baumtropfen oder Podagrakraut genannt (Aegopodium podagrariae). Das frisch zerquetschte Kraut oder der Pflanzenbrei wird auf die befallene Stelle gelegt. Solche Auflagen lindern Schmerz und Entzündung und lösen die abgelagerte Harnsäure. Die Heilung wird durch Trinken des Tees aus den Blättern dieser Pflanze bedeutend gefördert. Zaungiersch findet man überall an Hecken und Zäunen und als schwer ausrottbares Unkraut im Garten. Die Anwedung eines Pflanzenbreis des Guten Heinrichs (Chenopodium bonus Henricus), der in den Alpen in der Nähe von Sennhütten wächst, wirkt in gleicher Weise wie der Giersch.

Koch-, Meersalz Hilfreich gegen rheumatische und gichtische Schmerzen sind Auflagen mit gewöhnlichem Kochsalz oder Meersalz. Man fülle das Salz in ein Leinen- oder Baumwollsäckchen und lege es erwärmt auf die befallene Stelle. Man kann das Säckchen 5- bis 10-mal erwärmen, ehe man es wieder mit frischem Salz füllt.

Erdbeeren Der berühmte schwedische Botaniker und Arzt Linné empfahl, um drohende Gichtanfälle zu verhüten, viel Erdbeeren zu essen. Er habe sich selbst durch den regelmässigen und häufigen Genuss von Erdbeeren ganz von Gicht befreit.

Föhren-, Tannen-, Fichten-, Wacholderreisig Sehr wirksam bei Gicht und Rheuma sind Voll- oder Teilbäder unter Zusatz einer Abkochung von Föhren-, Tannen-, Fichten- oder Wacholderreisig. Die Gelenke werden durch solche Bäder beweglicher und der Schmerz lässt nach.

Heublumen Zur Linderung und Heilung von Gicht und Rheuma werden seit alten Zeiten Heublumen verwendet. Heublumen werden mit Wasser aufgekocht. Dann breitet man den Brei auf ein Tuch aus und umwickelt das befallene Gelenk oder Glied. Die Packung wird mit einem trockenen Tuch umwickelt. Nach einigen Stunden wird der Wickel erneuert.

Teemischung gegen Gicht und Rheuma 20 Gramm Hauhechelwurzel, 20 Gramm Brennnesselblätter, 20 Gramm Schachtelhalm, 20 Gramm Birkenblätter und 10 Gramm Wiesengeissbartblüten mischen, 1 bis 2 Teelöffel pro Tasse Wasser heiss aufgiessen, über mehrere Wochen täglich 2 bis 3 Tassen dieser Teemischung trinken. Sie fördert die Stoffwechselvorgänge und bringt die in Blut und Gewebe vorhandene Harnsäure zur Lösung und Ausscheidung.

Homöopathische Mittel

Aconitum D4-D5 Bei akuten Zuständen, besonders bei Entzündungen der grossen Zehe, bei Verschlimmerung nachts, Fieber, Angst und Unruhe.

Colchicum D4-D6 Ist das Mittel der Wahl, wenn gleichzeitig Herz-, Nieren- oder

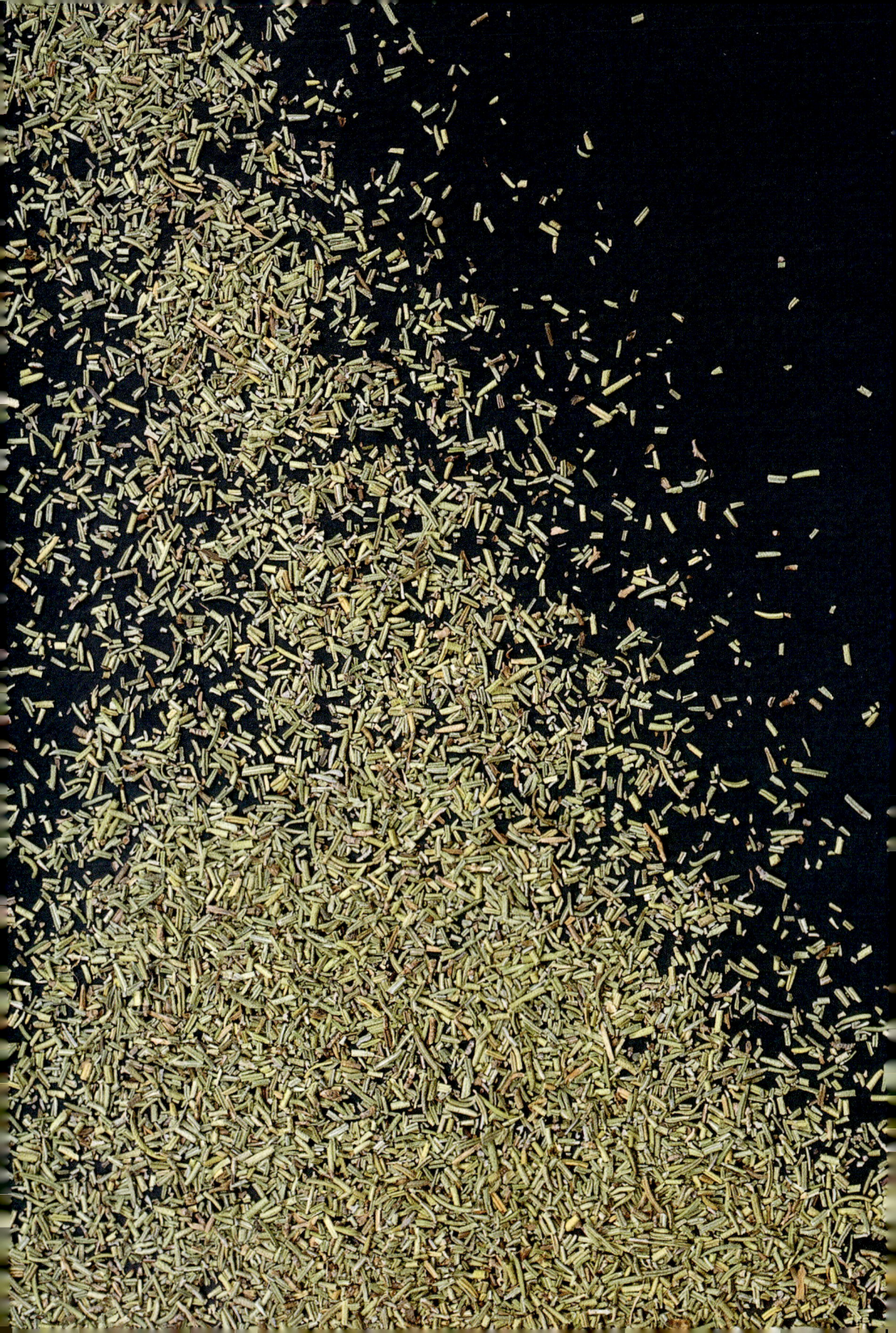

Darmstörungen vorhanden sind. Die leidenden Teile sind geschwollen und überempfindlich gegen Berührung. Betroffen sind besonders die kleinen Gelenke. Die Schmerzen wandern oft von einer Körperseite auf die andere. Verschlimmerung in der Ruhe, bei Bettwärme und nasskaltem Wetter.

Apis D4-D6 In akuten Fällen anwenden, wenn die Grosszehe gerötet und empfindlich auf Berührung ist.

Lycopodium D4-D6-D12 Passt für abgemagerte Menschen mit Leberstörungen, bei Verstopfung und Blähungen. Der Patient ist ärgerlich, reizbar und depressiv, hat Heisshunger, Verlangen nach Süssigkeiten. Die Schmerzen, die sich in der Ruhe und durch Wärme verschlimmern, sitzen vorwiegend in der Schulter, im Ellbogen oder im Knie, meistens rechts.

Silicea D6-D30 Sehr bewährt bei Gelenkschmerzen nach Infektionen und bei Gichtknoten. Die Schmerzen sitzen besonders in den Schultern, verschlimmern sich nachts und bei Entblössen; kälteempfindlich, Verschlimmerung durch Kälte, schwache Binde- und Stützgewebe.

Rosmarin *Rosmarinus officinalis*. Der als Küchengewürz bekannte Rosmarin wirkt anregend, belebend und stärkend auf das Herz-, Kreislauf- und Nervensystem. Erschöpfte, Ermüdete und Überarbeitete gewinnen durch den Rosmarin wieder neue Kräfte. Er ist auch zu empfehlen bei Menschen, die unter Kreislaufschwäche und niedrigem Blutdruck leiden.

Grippe und fieberhafte Erkältungskrankheiten

Seit Jahrzehnten ist diese epidemisch auftretende Viruskrankheit ein alljährlicher Gast in Stadt und Land. Ein grippaler Infekt, der durch Husten und Niesen (Tröpfcheninfektion) übertragen wird, beginnt gewöhnlich mit gestörtem Wohlbefinden, Temperaturanstieg, Schüttelfrost und Husten. Später klagen die Betroffenen über grosse Mattigkeit, Halsweh, Muskel- und Gliederschmerzen. Der Verlauf der Krankheit ist bei den einzelnen Epidemien sehr verschiedenartig. Bald stehen die Kopf-, bald die Magen- und Darmsymptome im Vordergrund.

Beliebte Fehler, oder wie verlängert man die Krankheit?

Immer wieder hat man den Fehler zu bekämpfen, den alle Welt zu begehen geneigt ist: den Versuch nämlich, ein Fieber, eine Grippe, eine Erkältung radikal zu kurieren. Man greift zu Palliativmitteln, zu fiebersenkenden Tabletten. Wenn die Normaldosis nicht ausreicht, um den Feind niederzukämpfen, so nimmt man das Doppelte oder Dreifache der vorgeschriebenen Dosis ein, nach dem Motto: Viel hilft viel! Das grosse Heilmittel der Natur, das Fieber, wird dadurch abgewürgt, die Abwehrkräfte des Körpers werden zusammengestaucht und ausser Kraft gesetzt. Es ist ein Zustand erreicht, den Paracelsus die kranke Krankheit nannte. Bei solchen Patienten kann es Wochen dauern, bis sie ihren früheren Gesundheitszustand wieder erreicht haben. Der in seiner Abwehr geschwächte Körper ist andern Krankheiten preisgegeben. Er wird leicht das Opfer von bakteriellen Infektionen. Nicht selten kommt es zu Nachkrankheiten, zu Katarrhen und Entzündungen der Nebenhöhlen und des Mittelohrs oder zu Herz- und Kreislaufstörungen.

Eine häufige Komplikation ist die Lungenentzündung, die für ältere, geschwächte und vorgeschädigte Personen eine ernsthafte Gefahr bedeutet. Schon die grossen Ärzte der Antike und des späteren Mittelalters wie Hippocrates und Paracelsus wussten, dass Fieber keine Krankheit ist, sondern ein der Heilung dienender Vorgang. Die meisten Viren und Bakterien, auch das Grippevirus, sind gegenüber erhöhten Temperaturen äusserst empfindlich. Sie sind nicht mehr vermehrungsfähig und gehen zugrunde. Wenn man das Fieber gewaltsam unterdrückt, so tut man den Feinden des Organismus einen grossen Gefallen und fördert ihre Überlebenschancen. Der Mensch durchkreuzt das weise Walten der Natur und schlägt ihr die besten Waffen aus der Hand. Ein Fieber von 38,5 bis 39,5 Grad sollte deshalb geduldig ertragen werden, denn es geht zurück, sobald es seinen Zweck erfüllt hat.

So trotzen Sie jeder Erkältung!

Wenn die Abwehrbereitschaft gegenüber Erkältungs- und Infektionskrankheiten aller Art immer mehr abnimmt, so ist dies die Folge eines geschwächten Immunsystems. Es gibt Menschen, bei denen sich bei jedem Kälteeinbruch, bei jedem Wetterwechsel ein Husten, ein Schnupfen oder eine Halsentzündung einstellt. Solche «Abonnenten» von Virus- und Infektionskrankheiten sollten alles tun, um das Immunsystem zu stärken und abwehrbereit zu machen. Falsche Ernährung, körperlicher und seelischer Stress, Mangel an Bewegung und Medikamentenmissbrauch führen häufig zu einer Schwächung des gesamten Abwehrsystems. Die Abwehrkräfte des Organismus werden gestärkt durch eine vitamin- und mineralstoffreiche Vollwertnahrung. Dazu gehört beispielsweise reichlich Vitamin C, das in Zitrusfrüchten, Äpfeln, Kiwis und grünen Salaten enthalten ist. Sorgen Sie für genügend Bewegung durch Gymnastik, Wandern und leichten Sport. Wichtig ist eine optimale Versorgung mit Sauerstoff. Gehen Sie oft an der frischen Luft spazieren und atmen Sie dabei bewusst ein und aus.

Wie soll man eine akute Grippe behandeln?

Bei den ersten Symptomen, die auf eine grippale Infektion hindeuten, nimmt man ein aufsteigendes Vollbad. Grossmutters Schwitzpackungen bewähren sich heute noch wie früher. Krankheiten und Giftstoffe werden mit Hilfe eines Wickels über die Haut abgeleitet. Der Patient wird in ein feuchtwarmes Leintuch gewickelt, 1 bis 2 Wolldecken werden darüber geschlagen. An den Füssen und Hüften kann man mit Wärmeflaschen einheizen. Nach kurzer Zeit beginnt der Körper zu dampfen. Um die schweisstreibende Wirkung zu fördern, trinke man Teeaufgüsse von Lindenblüten, Holunderblüten, Stechpalmblättern oder Bibernellewurzeln. Man kann dem Tee 1 bis 2 Löffel Rotwein, eine Gewürznelke und etwas Zimtstengel beigeben. Dieser «Glühwein» heizt mächtig ein und treibt die Krankheitsstoffe aus dem Körper. Solange das Fieber dauert, sollte der Kranke möglichst keine feste Nahrung zu sich nehmen. Der Instinkt fordert das durch Appetitmangel. Hingegen ist der Flüssigkeitsbedarf stark erhöht. Als Getränke eignen sich besonders Kräutertee, klares Wasser, Mineralwasser, Obstsäfte und Gemüsebouillon. Richtig gewählte Heilmittel der Pflanzenheilkunde und der Homöopathie sind für den Organismus eine wirkliche Hilfe, indem sie die Abwehrkräfte wach rufen, über die der Körper selbst verfügt, sodass er den Kampf gegen die Erreger erfolgreich aufnehmen kann. Dann heilt die Krankheit schneller ab, ohne grosse Schwäche und Nachkrankheiten zu hinterlassen.

Kräuter

Lindenblüten   Bei beginnenden Erkältungen, besonders wenn sie mit Fieber einhergehen, ist Lindenblütentee sehr hilfreich. Die kräftig schweisstreibende Wirkung des Tees entgiftet den Organismus, aktiviert die körpereigenen Abwehrkräfte und wirkt beruhigend bei Husten, Katarrh und Halsentzündungen.

Beifusswurzel *Artemisia vulgaris*. Das Kraut und die Wurzel werden bei allgemeiner Nervosität, Angstgefühlen und Depressionen eingesetzt. Alte Kräuterbücher rühmen die Wirkung bei Kinderkrämpfen, Veitstanz und Epilepsie. Beifuss reguliert den Monatszyklus bei schwacher und schmerzhafter Menstruation. Er ist auch hilfreich bei Verdauungstörungen aller Art, verbessert den Appetit und fördert die Verdauung.

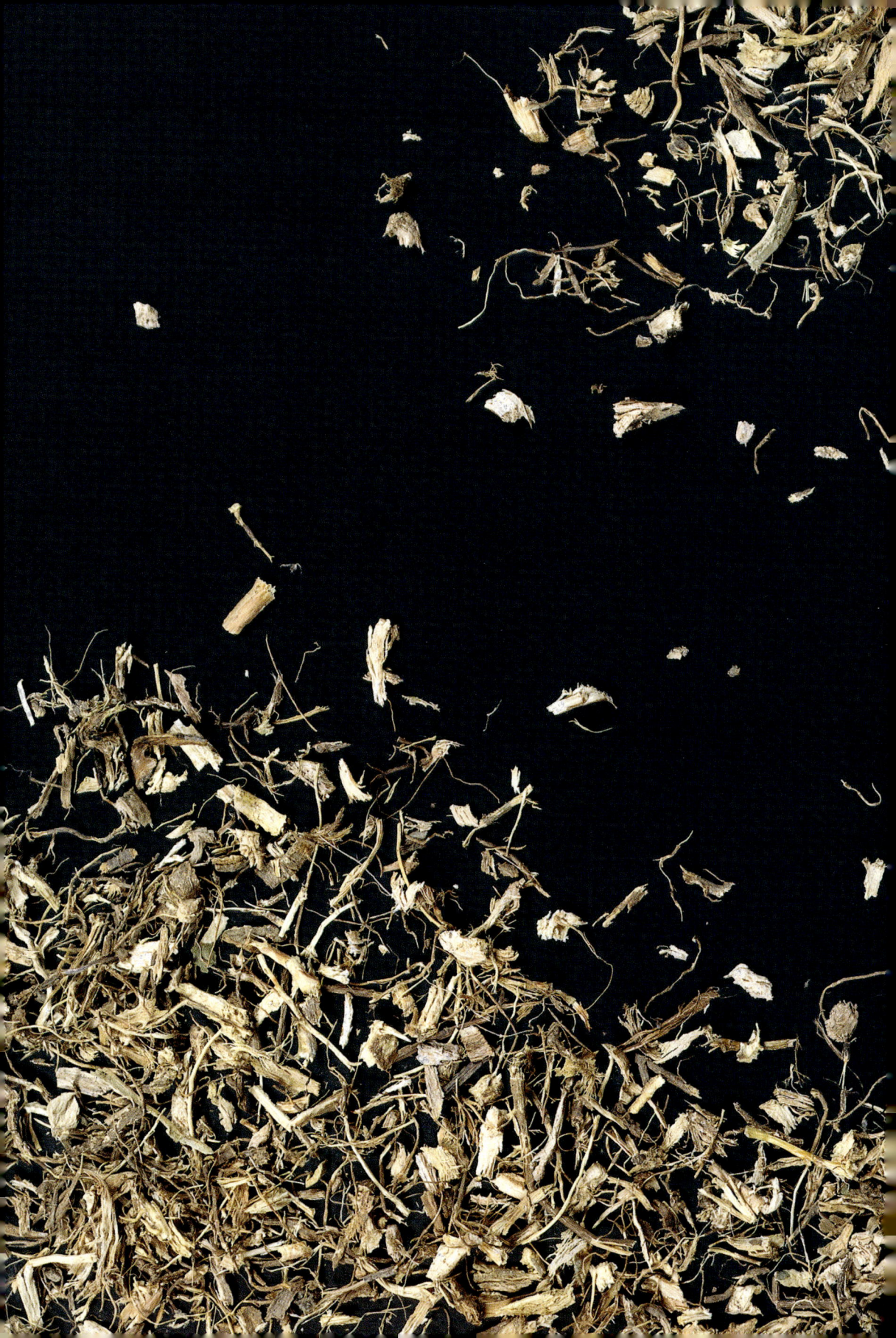

Lindenblüten werden in solchen Fällen gern zusammen mit Holunderblüten gegeben.

Erkältungstee 20 Gramm Lindenblüten, 10 Gramm Holunderblüten, 20 Gramm Angelikawurzel, 20 Gramm Thymian, 20 Gramm Spitzwegerichblätter und 10 Gramm Königskerzenblüten mischen; 2 Teelöffel dieser Mischung mit heissem Wasser übergiessen, 10 Minuten ziehen lassen und täglich 2 bis 3 Tassen mit Honig gesüsst trinken. Dieser Tee wirkt vorbeugend gegen Erkältungskrankheiten der Atmungsorgane, ist ein wirksames Mittel für die Stärkung Gripperekonvalenszenter und wirkt heilend bei Husten und Katarrh des Nasen-Rachenraumes und alten Bronchitiden.

Bibernellenwurzel Als im Winter 1918 die Grippe bös regiert hatte, brachte der Tee von Bibernellenwurzeln oft schnelle Hilfe. Nach 8 bis 10 Tagen waren die Grippepatienten wieder vollständig hergestellt. Der Tee wurde zusammen mit Angelika- oder Meisterwurz gegeben.

Echinacea Zur Steigerung der Abwehrkräfte und gegen Erkältungskrankheiten und Grippe eignet sich besonders die aus Nordamerika stammende Echinacea, der rote Sonnenhut. Echinacea-Präparate aktivieren das Immunsystem bei Personen, die bei jedem Wetterwechsel einer Infektion der Atemwege zum Opfer fallen. Echinacea regt die Bildung der Phagozythen an, derjenigen Blutkörperchen, welche die Fähigkeit haben, eingedrungene Bakterien, Viren oder Pilze unwirksam zu machen. Nebenwirkungen sind auch bei längerem Gebrauch nicht zu befürchten. Dosis: 3-mal täglich 20 Tropfen.

Homöopathische Mittel

Bei der Behandlung der Grippe nach homöopathischen Gesichtspunkten müssen wir auf die vielfältigen Erscheinungsformen dieser Krankheit Rücksicht nehmen. Jede Grippe-

Epidemie hat ihren eigenen Charakter, ihren «Genius epidemicus».

Aconitum D4-D6 — Ist in vielen Fällen das erste Heilmittel. Es passt besonders im ersten stürmischen Verlauf der Krankheit, wenn Angst, Schüttelfrost, grosse Unruhe, Durst, Fieber, trockene Haut und ein voller, harter Puls vorhanden sind. Die Grippe verliert ihren bedrohlichen Charakter schnell und oft tritt schon nach wenigen Gaben der erwünschte Schweissausbruch ein.

Belladonna D4-D6 — Kommt in Frage, wenn Kopfschmerzen mit Blutandrang zum Kopf, Schwindel, Gehirnreizungen, Delirien vorhanden sind. Die Schleimhaut des Mundes ist trocken, es besteht ein ausgeprägter Durst auf kalte Getränke. Die Haut ist meist feucht und heiss, Mandeln und Rachen sind hochrot geschwollen (grippöse Angina).

Bryonia D4-D6 — Die Krankheit beginnt schleichend. Das Fieber erscheint oft erst nach einigen Tagen. Der Patient leidet zunehmend an katarrhalischen Beschwerden, trockenen Schleimhäuten, trockenem, schmerzhaftem Husten mit Stichen in der Brust.

Gelsemium D4-D6 — Bei weichem, beschleunigtem Puls, kalten Händen und Füssen. Der Patient leidet unter Schlummersucht und nervösen Depressionen, seine Sprache ist schwerfällig. Er hat Fieber ohne Durst, verbunden mit Schüttelfrost und allgemeinem Zerschlagenheitsgefühl.

Sulfur D6-D12-D30 — Wird Sulfur nach Abklingen des akuten Stadiums einer Grippe (nach vorangegangenen Gaben von Aconitum und Belladonna) eingesetzt, heilt die Krankheit ohne Zuhilfenahme anderer Medikamente und ohne spätere Komplikationen problemlos aus.

Gürtelrose

Die Gürtelrose, einst St. Antoniusfeuer genannt, ist eine Viruskrankheit, die sich dort ausbreitet, wo unter der Haut einer der grossen Hautnerven verläuft. Kennzeichnend für die Erkrankung ist die streng halbseitige Anordnung und die gruppierten Bläschen auf gerötetem Grund, die nach einigen Tagen platzen und eintrocknen. Die Gürtelrose kommt nicht nur am Rumpf, in der Gürtelgegend, vor, sondern auch an andern Körperstellen. Vielfach erkranken auch die sensiblen Zwischenrippen und Gesichtsnerven (Nervus trigeminus).

Bei unzweckmässiger Behandlung bleiben nach Eintrocknen der Bläschen schmerzhafte Neuralgien zurück, die den Kranken noch längere Zeit peinigen.

Gürtelrose wird durch die gleichen Viren verursacht, die in der Kindheit die Windpocken auslösen. Diese Viren bleiben lebenslang im Körper und werden von der körpereigenen Abwehr unterdrückt. Erst wenn die Abwehrkraft des Immunsystems vorübergehend oder dauernd geschwächt wird, etwa nach einem grippalen Infekt oder durch Überanstrengungen, Stress oder seelische Erschütterungen, können sich diese Viren wieder melden. Diesmal aber nicht mehr als Windpocken, sondern in Form der schmerzhaften Gürtelrose.

Hausmittel

Kohlblätter — Umschläge mit Kohlblättern wirken schmerzstillend und entzündungshemmend. Kohlblätter klein schneiden und mit einem Wallholz zerquetschen, auf ein Leinentuch verteilen, die kranke Stelle damit bedecken und 1 bis 2 Stunden einwirken lassen. Die Auflage täglich 2- bis 3-mal erneuern.

Nervenmittel — Da der Zustand des Nervensystems bei der Entstehung der Gürtelrose eine grosse Rolle spielt, sind gute Nervenmittel eine wirksame Unterstützung beim Heilungsprozess. Dazu

---

Hirtentäschchen *Capsella bursae-pastoris*. Hinter diesem als Unkraut bezeichneten Pflänzchen verbirgt sich ein wirksames Heilkraut. Es wird gegen Blutungen aller Art gerühmt und ist vor allem in der Frauenheilkunde beliebt, besonders bei zu starker und zu lange dauernder Regel und bei Blutungen während der Wechseljahre. Hirtentäschchenkraut wirkt auch entzündungswidrig und steintreibend bei Nieren- und Blasenleiden.

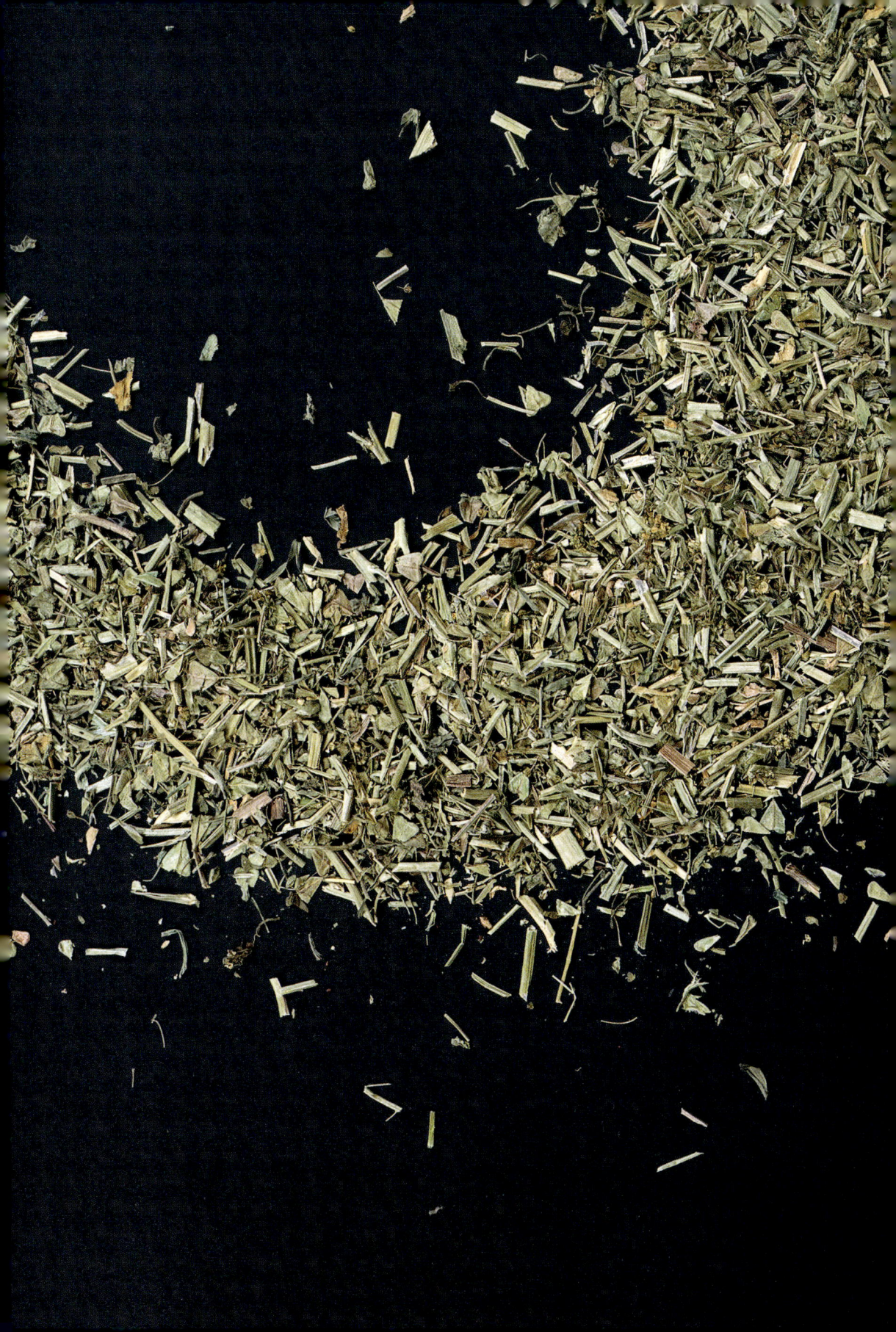

eignen sich Teeaufgüsse von Johanniskraut, Melissenblättern, Schafgarbe und Baldrianwurzeln.

Wallwurz, Hamamelis Wallwurzsalbe oder Hamamelissalbe, 3-mal täglich aufgelegt, fördert die Heilung von Gürtelrose und lindert die Schmerzen.

Homöopathische Mittel

Die Behandlung mit homöopathischen Mitteln ist besonders erfolgreich, wenn man schon bei den ersten Anzeichen die passenden Mittel einsetzt.

Mezereum D4-D6 Ist eines der wirksamsten Mittel bei Gürtelrose, nicht nur gegen den Bläschenausschlag, sondern auch gegen die neuralgischen Schmerzen, welche nach Eintrocknen der Bläschen zurückbleiben. Die Schmerzen sind gewöhnlich brennend und juckend. Sie werden durch warme Anwendungen gebessert. Das Mittel ist besonders wirksam bei älteren Patienten.

Arsen D5-D30 Brennende Schmerzen, die durch warme Anwendungen gebessert werden, nächtliche Verschlimmerung, Unruhe und Angst. Nach dem sofortigen Gebrauch dieses Mittels im ersten Stadium sollen keine neuralgischen Schmerzen zurückbleiben. Die Haut des Patienten ist oft rau, trocken und schuppig.

Rhus toxicodendron D4-D6 Brennen und Jucken, besonders im Verlauf der Zwischenrippennerven (Intercostalnerven); geschwollene und gerötete Haut. Die Schmerzen verstärken sich in der Ruhe und bessern sich bei fortgesetzter Bewegung. Verschlimmerung bei kaltem Wetter und bei Zugluft. Rhus toxicodendron eignet sich auch für alle andern Herpesformen.

Cantharis D6-D12 Brennende Bläschen auf geröteter Haut; Ausschlag (besonders rechtsseitig), der von Stechen, Brennen und Wundheitsschmerz begleitet ist. Cantharis ist angezeigt bei allen mit Blasenbildung einhergehenden Hauterkrankungen.

Sulfur D6-D30 — Hat sich als Nachkur bewährt, um Rückfälle zu vermeiden.

Ranunculus bulbosus D4-D6 — Bei stecknadelkopfgrossen, in Gruppen angeordneten, heftig juckenden und brennenden Bläschen. Verschlimmerung durch Witterungswechsel, zumal bei rheumatischen Patienten. Die Bläschen zeigen sich besonders rechtsseitig. Besserung durch warme Anwendungen.

Mezereum, Lachesis, Hypericum — Nach vermeintlicher Abheilung einer Gürtelrose bleibt oft eine Neuralgie zurück, verbunden mit chronischen Schmerzen, Brennen und Jucken, besonders im Verlauf der Intercostalnerven. Hier haben sich am besten bewährt: Mezereum, Lachesis und Hypericum.

Hämorrhoiden

Unter diesem weit verbreiteten Übel versteht man eine durch Blutstauungen hervorgerufene, krampfadernartige Erweiterung der Mastdarmvenen. Sie sitzen teils ausserhalb, teils innerhalb des Afters und machen sich durch stechende, brennende oder juckende Schmerzen bemerkbar. Die Anlage zu Hämorrhoiden ist oft erblich und wird durch Stuhlverstopfung, sitzende Lebensweise bei guter Tafel oder durch Missbrauch von Abführmitteln sehr gefördert. Oft gehen mit dem Auftreten von Hämorrhoiden Störungen in den Bauchorganen wie Darmträgheit, chronischer Magen- und Darmkatarrh, mangelhafte Leberfunktion einher. Eine Lokalbehandlung mit Salben oder Zäpfchen genügt in solchen Fällen nicht. Vielmehr muss versucht werden, durch geeignete Massnahmen die gestörten Funktionen in Ordnung zu bringen.

Ernährung und Lebensweise

Durch altbewährte Hausrezepte und wirksame Naturheilverfahren gelingt es oft, in überraschend kurzer Zeit eine deutliche Besserung von hartnäckigen Hämorrhoidalleiden herbeizuführen. Oft müssen gewisse Angewohnheiten in der Lebensführung aufgegeben werden, die der Heilung im Wege stehen. Vor allem muss der Patient für einen weichen Stuhlgang besorgt sein. Vernünftig ist es, an Stelle von Abführmitteln die Darmfunktion durch eine zweckmässige Ernährung zu normalisieren. Die Nahrung soll genügend Ballaststoffe enthalten, die in Vollkornprodukten, Gemüsen, Salaten, Obst und Müesli vorhanden sind. Dazu 1 Esslöffel Weizen- oder Haferkleie und 1 Teelöffel ganze Leinsamen pro Tag. Längeres Stehen und Sitzen führt zu Stauungen in den Mastdarmvenen. Sorgen Sie für genügend Bewegung durch Spaziergänge, Wandern oder leichte Gymnastik.

Hausmittel

Königskerzen — Umschläge mit Königskerzenöl, auf entzündete Hämorrhoiden gelegt, lindern den Schmerz oft zauberhaft und fördern die Rückbildung der Knoten. Herstellung des Öls: Frische Blüten der Königskerze werden mit Olivenöl übergossen und in einer gut verschlossenen Flasche zwei Wochen der Sonne ausgesetzt und dann abgepresst.

Sitzbäder unter Zusatz eines Absuds von Königskerzenblättern wirken schmerzstillend, erweichend und heilend.

Scharbockskraut — An schattigen, feuchten Stellen blüht früh im Jahr das Scharbockskraut mit seinen goldgelben Blütensternen und sattgrünen, glänzenden Blättern. Von französischer Seite (Dr. Leclerc) wird das Extrakt aus Scharbockskraut bei Hämorrhoidalleiden warm empfohlen. Das Extrakt oder die homöopathische Urtinktur (3-mal täglich 10 bis 15 Tropfen) in einem Löffel Wasser wird längere Zeit eingenommen. Für die äussere Anwendung wird eine Salbe aus dem frischen Kraut und Fett hergestellt. Die frischen Blätter können Salaten beigemischt werden. Sie sind besonders reich an Vitamin C, sodass man sie früher Skorbutkranken verabreichte. Obwohl die Pflanze zu den Hahnenfussgewächsen gehört, ist sie im Gegensatz zu den andern Vertretern dieser Familie nicht giftig.

Schafgarbe — Schafgarbentee, täglich 2 bis 3 Tassen über längere Zeit getrunken, befreit von den Anfangszuständen von Hämorrhoidalleiden und ist ein vorzügliches Mittel bei Hämorrhoidalblutungen. Die gleiche Wirkung hat die Schafgarbentinktur: 3-mal täglich 20 bis 25 Tropfen in etwas Wasser eingenommen. Sitzbäder unter Zusatz von Schafgarbenabsud wirken blutstillend und heilend.

Eichenrinde — Hilfreich sind Eichenrindensitzbäder. Eine Handvoll Eichenrinde wird mit 1 bis 2 Litern Wasser 5 Minuten gekocht und der Absud einem Sitzbad beigegeben.

Teemischung gegen Hämorrhoiden Odermenningkraut, Schafgarbenkraut, Löwenzahnwurzeln, Hamamelisrinde, Rosskastanienblüten und Faulbaumrinde zu gleichen Teilen mischen, 1 Teelöffel pro Tasse Wasser heiss aufgiessen, täglich 2 bis 3 Tassen trinken. Dieser Tee wirkt entzündungshemmend und schmerzstillend bei Venenstauungen, Hämorrhoiden (auch blutenden), reguliert die Darmtätigkeit und bringt die Knoten zur Rückbildung.

Homöopathische Mittel

Äsculus 0-D2 Ist eines der zuverlässigsten Mittel bei äusseren und inneren Hämorrhoiden, das oft in überraschend kurzer Zeit die heftigsten Schmerzen beseitigt. Es ist vor allen andern Mitteln angezeigt, wenn hartnäckige Verstopfung oder Stauungen im Pfortadergebiet die Ursachen sind. Kennzeichnend für die Anwendung von Äsculus sind Hitze und Brennen, stechende Schmerzen und Trockenheitsgefühl im Mastdarm. Kühle Sitzbäder lindern die Schmerzen.

Aloe D4-D6 Ist oft ein treffliches Mittel, wenn folgende Symptome vorhanden sind: Neigung zu Blutungen, Schrundenbildung und durchfälliger Stuhl, Neigung zu Durchfällen mit Schwäche und Unsicherheit des Afterschliessmuskels, wodurch zuweilen unfreiwillig Stuhl abgeht.

Nux vomica D4-D6 Ist oft sowohl in akuten als auch in chronischen Fällen von grossem Nutzen. Das Mittel hat eine besondere Beziehung zu Leber und Pfortadersystem. Es passt für Stubenhocker, Gelehrte, Liebhaber von Kaffee und Alkohol und nach Missbrauch von Abführmitteln. Brennen und Jucken im After, Ausfluss von Blut und Schleim sind weitere Leitsymptome.

Lycopodium D3-D6 Bei chronischen Hämorrhoiden mit hartnäckiger Verstopfung, Auftreibung des Bauches mit Blähungen, meist verbunden mit Leberstörungen.

Sulfur D6-D12-D30 Der After ist gerötet, brennt und juckt, zuweilen ekzematös. Der Patient klagt über Völle und Hitze im Bauch und ist oft müde und abgespannt. Die Darmfunktion ist träge, manchmal mit Morgendurchfall.

Hamamelis 0-D2 Ist zur Stillung von Blutungen aus dem After oft unübertrefflich. Bei stärkeren Blutungen gibt man alle 1 bis 2 Stunden 8 bis 10 Tropfen Hamamelisfluidextrakt. Die Auflage von Hamamelissalbe wirkt entzündungswidrig, schmerz- und juckreizstillend und heilend bei Hämorrhoidalleiden.

Carduus marianus 0-D3 Bei harten, oft blutigen Stühlen, Verstopfung abwechselnd mit Durchfall, brennenden Schmerzen im After. Wird mit Erfolg angewandt bei Störungen im Leber- und Pfortadergebiet.

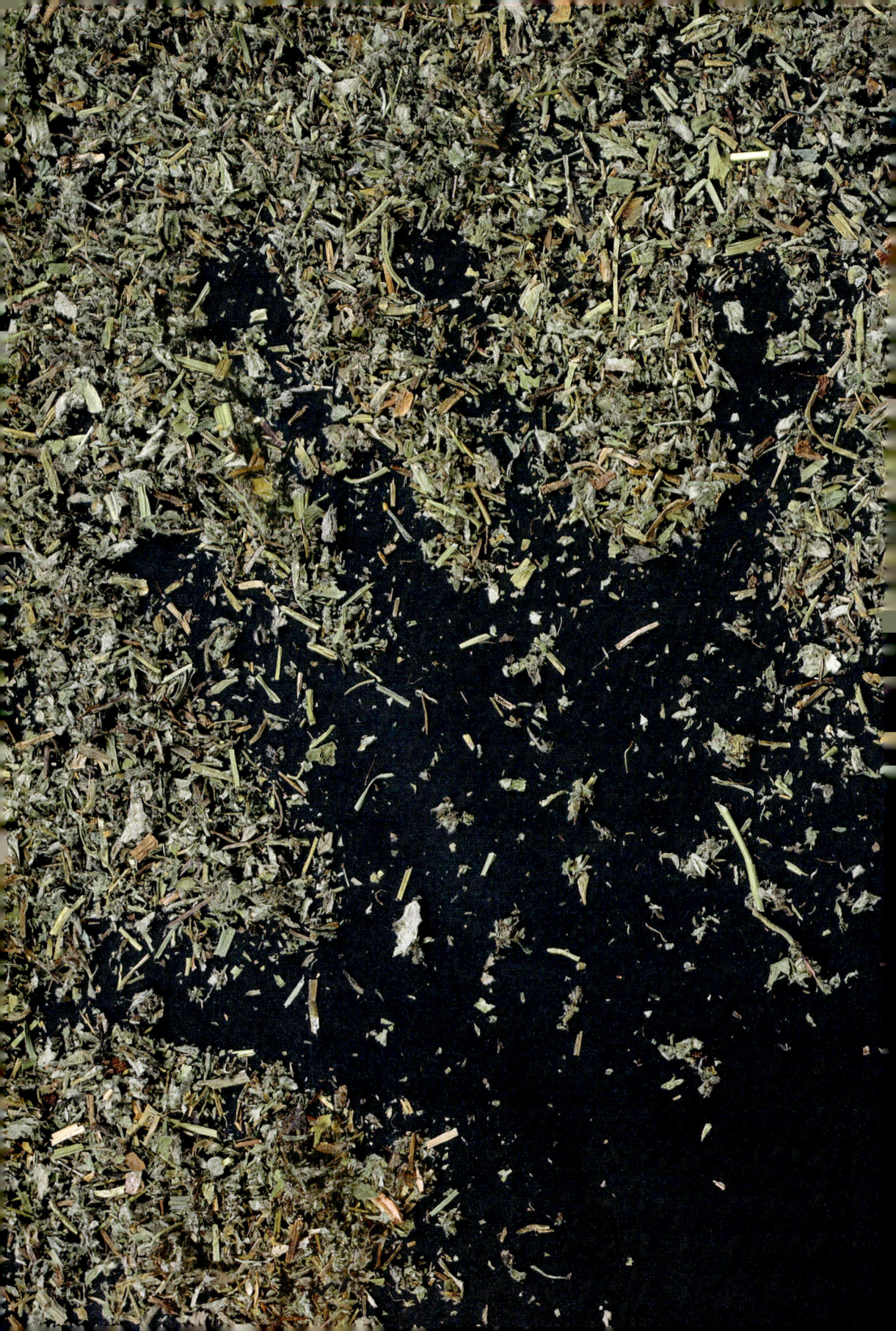

Hautkrankheiten

Ein grosser Teil der Hautkrankheiten wie Hautausschläge, Ekzeme, Nesselsucht, unreine Haut, Neurodermitis, Schuppenflechten sind oft eine Folge innerer Störungen. Wenn die Ausscheidungsorgane (Dickdarm, Leber, Nieren) nicht richtig arbeiten, versucht der Organismus Schad- und Giftstoffe über die Haut auszuscheiden. Oft wird versucht, ein Hautleiden durch Anwendung von Salben aller Art zu unterdrücken, ohne der Ursache nachzugehen. Solche Massnahmen befreien die Haut wohl für kurze Zeit von einem Ausschlag oder Ekzem, vermögen aber keineswegs vor einer baldigen Wiederkehr zu schützen. Bei allergischen Hauterkrankungen müssen in erster Linie die auslösenden Ursachen erforscht und beseitigt werden.

Ernährung und Lebensweise

Will man Hautleiden heilen, so muss man durch eine geeignete Vollwertnahrung in Verbindung mit natürlichen, innerlich wirksamen Heilmitteln zuerst die Funktion der Verdauungsorgane in Ordnung bringen oder, um einen populären Ausdruck zu gebrauchen, das Blut und die Säfte reinigen. Eine primär auf die Haut ausgerichtete Therapie ist unsinnig und kann tiefgreifende Gesundheitsstörungen wie Asthma, Migräne, Augenleiden oder Lähmungen zur Folge haben.

Vermeiden Sie industriell hergestellte Nahrungsmittel und solche mit Zusatz von mehr oder weniger schädlichen Konservierungsmitteln. Die Nahrung sollte einen Basenüberschuss aufweisen. Sie besteht aus reichlich frischem Obst, Gemüse und Vollkornprodukten. Schalten Sie hie und da einen Obsttag ein. Fleisch, tierische Fette und Süssigkeiten möglichst einschränken.

Gänsefingerkraut (Anserine) *Potentilla anserina.* Anserinentee ist hilfreich bei Krämpfen aller Art wie Magen- und Darmkrämpfen, Muskel- und Wadenkrämpfen. Auch für Frauen ist die Pflanze wertvoll. Sie wird bei Entzündungen des Unterleibes, Regelschmerzen, Blutungen und Weissfluss empfohlen. Beliebt ist auch die Anwendung bei Magen- und Darmkatarrhen, die mit Durchfall verbunden sind.

Hausmittel

Lehm — Ein altes Volksmittel, das schon Pfarrer Kneipp zu schätzen wusste, ist der Lehm. Lehm oder Heilerde wird mit verdünntem Essig zu einer milchartigen Flüssigkeit verrührt, in diese Flüssigkeit wird ein leinenes Tuch getaucht, das, leicht ausgedrückt, auf die befallenen Stellen gelegt und mit einem trockenen Tuch umwickelt wird. Man kann den Lehm auch mit Zinnkrauttee anrühren.

Kleie, Stiefmütterchen — Sehr wirksam bei Kinderekzemen, Hautausschlägen oder Hautjucken sind Kleiebäder und das Trinken von Stiefmütterchentee.

Storchenschnabel — Ein probates Mittel als Zusatz zu Bädern und Wickeln bei Ekzemen aller Art ist ein Absud von Storchenschnabel, zu finden vom späteren Frühling bis in den Herbst in den Wäldern.

Blutreinigungstee — 30 Gramm Brennnesselblätter, 30 Gramm Stiefmütterchen, 50 Gramm Klettenwurzeln, 30 Gramm Walnussblätter, 20 Gramm Schlehenblüten mischen, 1 bis 2 Teelöffel dieser Mischung mit heissem Wasser übergiessen, 10 Minuten ziehen lassen und absieben, täglich 2 bis 3 Tassen trinken. Diese Teemischung regt die Ausscheidungsorgane zu erhöhter Tätigkeit an, reinigt und säubert dadurch den ganzen Organismus. Besonders im Frühjahr ist eine 2- bis 3-wöchige Kur mit diesem Tee zu empfehlen, um alle Schlacken, die sich während des Winters im Körper angesammelt haben, auszuspülen.

Homöopathische Mittel

Sulfur D6-D12-D30 — Trockene, juckende, langwierige Hautausschläge und Ekzeme verschiedener Art, unreine Haut, übelriechender Schweiss, Neigung zu Akne und Furunkulose, unterdrückter Fussschweiss, und Hautausschläge, Stuhlverstopfung, nervöse Stauungen. Der Juckreiz ist schlimmer in der Bettwärme.

Graphites D6-D12-D30 — Ein bewährtes Mittel bei hartnäckigen Formen von trockenen und nässenden Ekzemen. Die Haut ist trocken, spröde und rissig. Passt für fette, träge Ernährungstypen mit Neigung zu Stuhlverstopfung.

Arsen D6-D12 — Ist eines der zuverlässigsten Mittel bei Schuppenflechte, trockenen, schuppigen, juckenden Hautausschlägen, Nesselsucht, Furunkulose, grosser Schwäche, Abmagerung, Durst. Neigung zu Magen-, Darm- und Leberstörungen, Nervosität, Unruhe. Die Körperoberfläche ist blass und kalt, der Schweiss klebrig.

Calcium carbonicum D6-D12-D30 — Trockene Flechten mit kreidiger Abschuppung und Jucken, grosse Anfälligkeit für Erkältungen, Drüsenanschwellungen, feuchtkalte Hände und Füsse, Kopfekzeme der Kinder (Milchschorf); passt für aufgeschwemmte, phlegmatische Personen mit trägem Stoffwechsel, zarter und blasser Haut.

Mezereum D4-D6 — Bei bläschenartigen Hautausschlägen, sehr starkem Juckreiz. Oft lokalisiert sich das Ekzem am Kopf, wo es zu weissen Schuppen und Krusten mit Eiteransammlungen führt. Die Symptome verschlimmern sich nachts, bei Berührung und bei feuchtem Wetter.

Sepia D6-D12 — Passt besonders für reizbare, launische, zu Stuhlverstopfung neigende Frauen mit juckender, brennender Haut und verkrüppelten Nägeln. Besonders bewährt bei Psoriasis und Neurodermitis. Auch Handekzeme reagieren häufig auf Sepia (im Wechsel mit Petrol).

Mercur solubulis D6-D12 — Ist eines der wichtigsten Mittel bei Hautausschlägen und Ekzemen. Es ist angezeigt bei akuten und chronischen Fällen in verschiedenen Formen und Stadien, bei Jucken und Brennen der Haut. Die Lymphdrüsen sind oft geschwollen, namentlich bei Befall von Körper, Gesicht und Händen.

Herz- und Kreislaufstörungen

Herz- und Kreislaufstörungen stehen an der Spitze der Todesursachen in unserer Gesellschaft. Es gibt heutzutage kaum einen Menschen, der nicht von der Hast des modernen Alltagslebens in Mitleidenschaft gezogen wird. Wir rennen zur Bahn, zum Tram, zum Bus, würgen das Frühstück stehend hinunter, wir sausen mit dem Auto durch die Welt, als sei schon morgen mit dem Weltuntergang zu rechnen. Wir sparen vielleicht ein paar Minuten Zeit, verschwenden dabei aber eine Menge Energie.

Durch diese Hektik werden Herz, Nerven und Kreislauf dauernd strapaziert. Das Herz hat eines Tages nicht mehr die Kraft, eine ausreichende Blutzirkulation aufrecht zu erhalten. Seine Pumpleistung lässt nach, was zu einer Unterversorgung des Blutes mit Sauerstoff und Nährstoffen führt.

Mit zunehmendem Alter lässt die Elastizität der Arterien nach. An den Wänden der Blutgefässe bilden sich Ablagerungen. Ein Herzinfarkt tritt ein, wenn ein grösserer oder kleinerer Teil des Herzmuskels in Folge ungenügender Blutversorgung abstirbt. Nur bei einem geringen Prozentsatz tritt ein Herzinfarkt überraschend wie aus heiterem Himmel auf. Meist zeigen sich Vorboten. Oft haben die Betroffenen schon Tage oder Wochen vorher Schmerzen hinter dem Brustbein, ein Zusammenschnürungsgefühl auf der Brust mit Schmerzen, die in den linken Arm ausstrahlen.

Viele Menschen klagen über ihr Herz, obwohl es ganz gesund ist. Es liegt da oft eine Störung des Magen-Darmkanals zugrunde. Dies kann durch starke Blähungen in den Bauchorganen verursacht sein, die das Zwerchfell gegen das Herz hochdrücken. Solche Beschwerden verschwinden, wenn man durch geeignete Massnahmen die Verdauung regelt.

Alljährlich fallen viele Menschen einem Herzinfarkt zum Opfer. Herzkrankheiten müssen durch einen Arzt abgeklärt werden. Ein Herzinfarkt bedarf einer auf den Patienten abgestimmten Behandlung, die laufend kontrolliert wird. Eine grosse Zahl von Menschen könnten von dieser gefürchteten

Bärentraubenblätter *Arctostaphylos uva-ursi*. Bärentraubenblätter sind eines der besten Mittel zur Desinfektion von Nieren und Blase. Sie beheben katarrhalische und entzündliche Zustände der ableitenden Harnorgane und fördern die Urinentleerung. Wegen des hohen Gelbstoffgehaltes sollte der Tee nur kalt angesetzt werden, weil dadurch nur ein kleiner Teil der Gerbsäure ausgezogen wird.

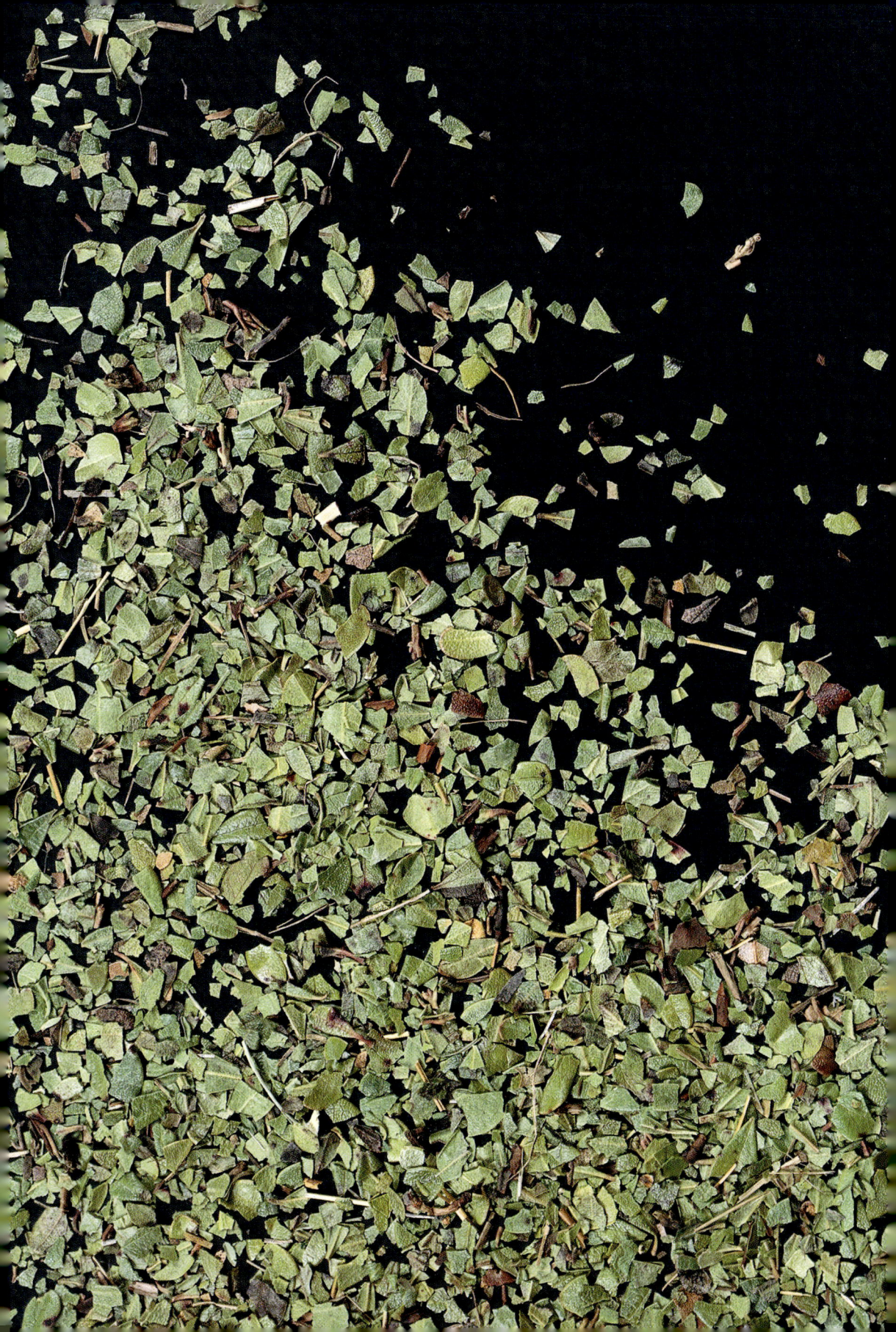

Krankheit bewahrt werden, wenn sie folgende einfache Regeln beachten.

Ernährung und Lebensweise

Essen Sie genügend naturbelassene Nahrungsmittel wie Obst, Gemüse, Salate, Vollkornprodukte. Essen Sie mässige Mengen Fleisch, Milchprodukte (Käse, Sauermilch, Joghurt) und 1- bis 2-mal in der Woche Fisch.

Falls Sie an Übergewicht leiden, versuchen Sie abzunehmen. Zu viele Pfunde zwingen das Herz zu Mehrarbeit. Auch das Esstempo spielt eine Rolle. Eine Befragung von Herzinfarktpatienten ergab, dass sich 70 Prozent als schnelle Esser bezeichneten. Seien Sie wählerisch mit Fetten. Gut fürs Herz sind ungesättigte Fettsäuren, enthalten in Olivenöl, Geflügel, Nüssen, Avocados.

Fische, besonders Meerfische, bieten Schutz vor Herzinfarkt dank ihrem Gehalt an Omega-3-Fettsäuren. Beim Härten von Fetten entstehen Transfettsäuren, die Arteriosklerose und Krebsrisiko begünstigen. Meiden Sie deshalb gehärtete Fette, die oft in Kecksen, Fertigsuppen, Pommes frites und Blätterteig vorhanden sind.

Eine regelmässige Belastung ist der beste Dienst, den man dem Herzen erweisen kann. Machen Sie täglich etwas Bewegungstherapie wie leichte Gymnastik, Wandern, Spaziergänge, Radfahren. Der beste Weg ist der Fussweg! Meiden Sie Lifte und Rolltreppen. Wir sollten jeden Tag mindestens eine Stunde im Freien verbringen, dabei durchatmen, um die Körperzellen mit Sauerstoff zu versorgen und den Kreislauf anzuregen. Wer sich stets schont, ist 3-mal mehr gefährdet, einen Herzinfarkt zu erleiden.

Das Rauchen sollte man einschränken oder noch besser: aufgeben. Auch der häufige Aufenthalt in verrauchten Räumen kann das Infarktrisiko fördern. Nikotin verengt die Gefässe.

Achten Sie auf Ihren Blutdruck und den Cholesterinspiegel Ihres Blutes. Je niedriger diese beiden Werte sind, desto geringer ist das Risiko eines Herzinfarktes.

Überarbeitung, Stress, Ruhelosigkeit und Nervosität sind die häufigsten Ursachen von Herz- und Kreislaufstörungen. Man hetzt, rennt, schläft zu wenig und lässt die überreizten Nerven nicht zur Ruhe kommen. Die geistige und körperliche Erschöpfung bekämpft man mit Anregungs- und Aufputschmitteln. Das wirkt wie eine Peitsche bei einem ermüdeten Pferd. Psychisch und seelisch ausgeglichene Menschen mit einem gesunden Optimisnus sind selten Kandidaten von Herz- und Hirninfarkten.

Kontrollieren Sie Ihren Blutzuckerspiegel: 70 Prozent aller Diabetiker sterben an Herz- und Kreislauferkrankungen.

Pflanzliche Heilmittel

Weissdorn   Ein bewährtes Herzmittel ist der Weissdorn. Zubereitungen aus den frischen, blühenden Zweigen und den Beeren verbessern die Durchblutung der Herzkranzgefässe und sind hervorragend zur Stärkung des altersschwachen Herzens. Weissdornpräparate geben dem Herzmuskel neue Kraft, beruhigen und regulieren den Herzrhythmus und stärken die Herznerven. Weissdornpräparate müssen allerdings über einen langen Zeitraum eingenommen werden. Erst dann kommen ihre guten Eigenschaften voll zur Geltung. Nach einer 3- bis 4-wöchigen Kur fühlt man sich frisch und leistungsfähig.

Rosmarin   Reguliert und belebt das Herz- und Kreislaufsystem. Besonders Menschen mit kalten Händen und Füssen und niedrigem Blutdruck profitieren von der herz- und nervenstärkenden Wirkung dieser Heil- und Gewürzpflanze. Erschöpfte und Überarbeitete können durch das Trinken des Tees, in Verbindung mit Rosmarinbädern, wieder neue Kraft gewinnen. Für eine Tasse Tee überbrüht man einen Teelöffel voll Rosmarinblätter und lässt den Aufguss 10 Minuten lang ziehen, 3-mal täglich eine Tasse mit Honig gesüsst trinken.

Melisse	Die nach Zitrone duftende Melisse wirkt beruhigend und entspannend auf Herz- und Magennerven. Melissentee oder Melissengeist haben schon manchem geplagten Zeitgenossen, der Herz- und Nervenbelastungen und Stress ausgesetzt ist, Entspannung verschafft und zu einem erquickenden Schlaf verholfen.
Kräutermischung	Pfarrer Künzli erzählt von einem Kräutermandli im Berner-Oberland, das den herzschwachen Leuten stets die Blätter und Blüten der Gemswurz (Doronicum grandiflorum), des alpinen Benediktenkrautes und des Hornkrautes (Cerastium alpinuum) mit Reckholderschossen gab, und mit dieser Mischung wunderbare Erfolge erzielte.
Knoblauch	Ist ein gutes Mittel bei arteriellen Durchblutungsstörungen und bei Alters- und Abnutzungserscheinungen. Er macht das Blut dünnflüssig und wird seit jeher bei Bluthochdruck und zur Vorbeugung von Schlaganfällen eingesetzt.

Homöopathische Mittel

Acidum phosphoricum D4-D6	Bei unregelmässigem Puls; besonders nützlich ist das Mittel bei Herzklopfen, das sich während des Schlafes einstellt.
Arsen D4-D6	Herzangst, Durst, grosse Schwäche, Herzklopfen nachts; verbessert die Durchblutung des Herzens. Meist treten gleichzeitig Verdauungsstörungen auf.
Cactus D3	Zusammenschnürungsgefühl auf der Brust, krampfartige Schmerzen in der Herzgegend, nervöses Herzklopfen; Schmerzen, die in den linken Arm ausstrahlen, Muskelschwäche des Herzens (Radfahrerherz).
Spigelia D4	Stiche in der ganzen Brustgegend, unregelmässiger Puls, stürmisches Herzklopfen bei der geringsten Bewegung. Die Patientin kann nur auf der rechten Seite liegen.

Eibischwurzel *Althaea officinalis*. Durch den hohen Schleimgehalt wirkt die Eibischwurzel reizmildernd bei katarrhalischen Zuständen der Schleimhäute des Halses, des Rachens und der Bronchien. Der Tee lindert auch Entzündungen der Magenschleimhaut und Magenbrennen.

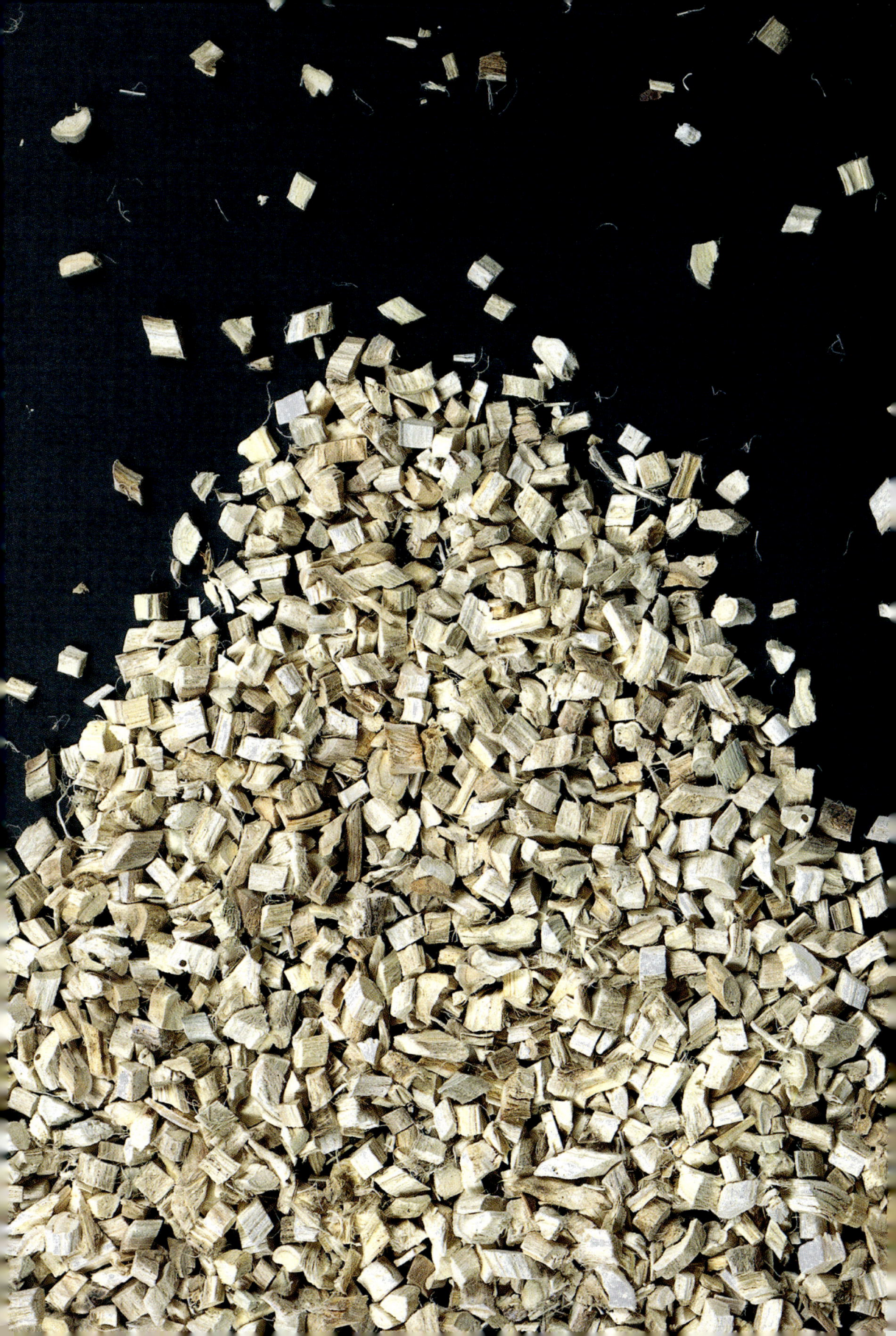

Heuschnupfen

Nach der langen Winterszeit warten viele Menschen sehnsüchtig auf den Frühling. Sie freuen sich auf die erwachende Natur, auf die blühenden Bäume und Sträucher. Doch für viele Menschen beginnt jetzt eine schlimme Zeit: die Zeit des Heuschnupfens. Kaum fliegen die ersten Pollen, so fängt bei ihnen die Nase an zu jucken, die Augen tränen, der Kopf schmerzt und die ständige Müdigkeit nimmt ihnen die Lebensfreude. Oft kommt es durch Reizung der Bronchien zu asthmatischen Zuständen.

Heuschnupfen ist eine allergische Reaktion, die durch Blütenpollen von Bäumen, Sträuchern und Gräsern hervorgerufen wird. Im Frühling, wenn alles grünt und blüht, sind unendlich viele dieser Pollen in der Luft. Eine einzige Roggenähre kann über 4 Millionen Pollen freisetzen. Die ersten Pollen stammen von Erle, Haselnuss, Birke, Pappel, Weide und andern Bäumen und Sträuchern. Gegen Ende Mai setzt mit der Grasblüte der Grossangriff der Pollen ein.

Viele Heuschnupfenpatienten sind auch allergisch gegen Hausstaubmilben, Tierhaare, Schimmelpilze und andere Allergene.

Das sicherste Mittel zur Behandlung von Heuschnupfen und andern Allergien ist das Meiden des Allergens. Glücklich darf sich schätzen, wer sich während der Heuschnupfenplage im Hochgebirge oder am Meer in Sicherheit bringen kann. Da aber nicht jeder Heuschnupfen-Allergiker in pollenfreie Zonen flüchten kann, geben wir hier einige hilfreiche Tipps:

Wer an Pollenallergie leidet, sollte zunächst alles tun, um die körpereigenen Abwehrkräfte zu mobilisieren. Wie bei allen Allergien ist eine natürliche Ernährung die Grundlage einer Besserung oder Heilung: wenig tierische Fette, kein Schweinefleisch, wenig Süssigkeiten und Weissmehlprodukte. Körperliche und seelische Belastungen, Überanstrengungen, mangelnder Schlaf, Übergewicht, Medikamentenmissbrauch führen zu einer Schwächung des Immunsystems.

Hausmittel

Spülungen — Bei Heuschnupfen findet man Linderung durch Nasenspülungen mit lauwarmem Zinnkrauttee oder mit Wasser verdünnter Kochsalzlösung.

Brennnessel — Ein wirksames Mittel bei Heuschnupfen ist Brennnesseltee. Die stoffwechselfördernde Kraft der Brennnessel bewirkt eine langfristige Umstimmung des Organismus, mobilisiert die körpereigenen Abwehrkräfte und wirkt dadurch antiallergisch. Mit der Einnahme des Tees sollte man aber prophylaktisch 4 bis 5 Wochen vor dem Pollenflug anfangen.

Teemischung — Bewährt hat sich eine Teemischung aus Goldrute, Kalmuswurzel, Faulbaumrinde, Odermennigkraut und Thymian zu je gleichen Teilen. Diesem Tee wird eine antiallergische Wirkung zugeschrieben. Er aktiviert das Immunsystem, fördert die Funktionen der Ausscheidungsorgane (Dickdarm, Leber, Nieren) und lindert Entzündungen der Atmungsorgane. 1 Esslöffel des Tees in einem Viertel Liter Wasser kalt ansetzen, aufkochen und ziehen lassen, über den Tag verteilt in 3 Portionen trinken. Man beginnt mit der Einnahme 4 bis 5 Wochen vor der Heuschnupfenzeit.

Augentrost — Bei Bindehautentzündungen der Augen, wenn die Augen brennen, jucken und verschwollen sind, füllen Sie eine flache Schüssel mit Augentrosttee und tauchen das Gesicht ein paar Minuten in diese Lösung.

Lanolin — Durch Auftragen von Lanolin oder einer andern fetthaltigen Salbe morgens in die Nasenschleimhaut wird die Pollenaufnahme vermindert.

Homöopathische Mittel

Euphrasia D4 Entzündete Bindehaut, Augenschmerzen, wobei die Nase meist trocken ist.

Allium cepa D4 Wässeriger Schnupfen, wunde Nase, starker Tränenfluss, Nebenhöhlenkatarrh mit Stirnkopfweh; in kalter Luft besser.

Arsen D5-D6 Hat sich bei Heuschnupfen und Heuasthma sehr bewährt. Der Nasenfluss ist dünn, wässerig und wundmachend. Die Nasenschleimhaut juckt und brennt, der Patient niest heftig. Arsen hilft bei Schmerzen über der Nasenwurzel infolge eines Stirnhöhlenkatarrhs, Besserung in kalter, freier Luft; passt für reizbare, unruhige, geschwächte Personen.

Silicea D6-D30 Fliessschnupfen mit scharfer, wässerige Ausscheidung, allgemeine Frostigkeit und Kälteempfindlichkeit, geringe Lebens- und Widerstandskraft.

Natrium muriaticum D6-D30 Wässerige, wundmachende Nasenausscheidung mit viel Niesen. Schnupfen und Katarrh können Geruchsverlust nach sich ziehen (Pulsatilla). Natrium muriaticum bringt den verlorenen Geschmacks- und Geruchssinn wieder zurück.

Gelsemium D4-D6 Ist eines der zuverlässigsten Mittel bei Katarrhen und akuten Entzündungen der Stirn- und Nebenhöhlen der Nase, Fliessschnupfen, dünnen, scharfen Absonderung aus der Nase mit Kopfweh, Blutandrang zum Kopf und Sehstörungen.

Hexenschuss

Der Hexenschuss fällt uns oft hinterrücks an. Man hat bei schwitzendem Körper einen kalten Trunk getan oder eine hastige Körperbewegung gemacht, und schon hat es uns erwischt. Wie ein glühender Strahl fährt es durch Kreuz und Lenden, als hätte uns aus einem Hinterhalt ein Indianerpfeil getroffen. Man kann kaum stehen oder sitzen. Die geringste Bewegung verursacht grosse Schmerzen. Man ist ein Jammerbild. Es gibt Menschen, die bei jeder Gelegenheit einen Hexenschuss bekommen, besonders nach schwerem Heben, raschem Bücken oder nach jeder Erkältung.

Hausmittel

Wärme — Zum Glück gibt es einige Hausmittel, die bei akuten Beschwerden helfen. Wärme in jeder Form ist oft das Hauptheilmittel, um die verkrampften Muskeln zu entspannen.

Heublumen — Besonders wirksam ist ein Heublumensack. Man legt ihn in eine Pfanne mit kochendem Wasser, lässt ihn 10 Minuten ziehen, presst das Wasser etwas aus, bringt den Sack auf die schmerzende Stelle und legt eine warme Decke darüber.

Fichtennadeln — Ein warmes Fichtennadelbad und nachfolgendes Einreiben mit Johannisöl wirkt oft wohltuend und lindert den Schmerz.

Homöopathische Mittel

Acidum nitricum D5 — Hilft oft, wenn eine Erkältung oder Durchnässung die Ursache ist.

Rhus toxicodendron D4-D5 — Ist angezeigt, wenn sich die Schmerzen beim Aufstehen vom Sitzen oder Liegen verschlimmern und sich der Zustand durch anhaltende Bewegung bessert.

Bryonia D4 — Geben wir bei stechenden Schmerzen, die in der Ruhe besser werden und sich durch jede Bewegung verschlimmern.

Nux vomica D4-D5 — Verabreichen wir bei krampfartigen Schmerzen und bei grosser Empfindlichkeit gegen Kälte.

Causticum D4 — Hilft oft bei Steifigkeit und Lähmungen in der Lendengegend und bei bis in die Beine ausstrahlenden Schmerzen.

Arnica D3-D4 — Ist ein gutes Mittel wenn der Hexenschuss nach Anheben schwerer Lasten, falschen Bewegungen, mechanischen Verletzungen usw. auftritt.

Hoher Blutdruck (Hypertonie)

Blutdruckbeschwerden sind in den Industrieländern weit verbreitet. Da ein erhöhter Blutdruck äusserlich häufig keine erkennbaren Symptome zeigt, bleibt er oft längere Zeit unentdeckt und wird erst dann bemerkt, wenn es zu Kurzatmigkeit, Herzklopfen, Schwindel oder Kopfweh kommt. Blutdruckwerte, die ständig über dem Normalwert liegen, belasten das Gefässsystem und das Herz. Der obere Wert, der systolische Druck, sollte zwischen 120 und 140 liegen. Als normal für den unteren Messwert gelten 80 bis 90. Schlanke Menschen haben gewöhnlich einen tieferen Blutdruck als rundwüchsige muskulöse Typen.

Ursachen

Eine Erhöhung des Blutdruckes kann durch verschiedene Ursachen zustande kommen: durch falsche Ernährung, Übergewicht, Bewegungsmangel, Rauchen oder übermässigen Alkoholgenuss. Auch Dauerstress, berufliche Überlastungen, psychische Schwierigkeiten können den Blutdruck in die Höhe treiben.

Oft spielt eine erbliche Belastung eine Rolle. Hoher Blutdruck kann Anzeichen einer andern Erkrankung wie Diabetes, Fettsucht, Arterienverkalkung sein. In vielen Fällen kann die Ursache aber nicht geklärt werden, und man vermutet, dass genetische Faktoren verantwortlich sein könnten. Je nach dem Erscheinungsbild unterscheidet man zwei Formen von Hypertonie:

1. Der rote Hochdruck: Die Haut ist gut durchblutet, das Gesicht gerötet, der Blutdruck schwankt.

2. Der blasse Hochdruck: Die Haut ist schlecht durchblutet. Der Patient ist auffallend blass, müde und matt, hat oft ein gedunsenes Aussehen und klagt über Kurzatmigkeit und Herzklopfen. Der Blutdruck ist beständig. Im Zusammenhang mit dieser Blutdrucksteigerung stehen oft mangelhafte

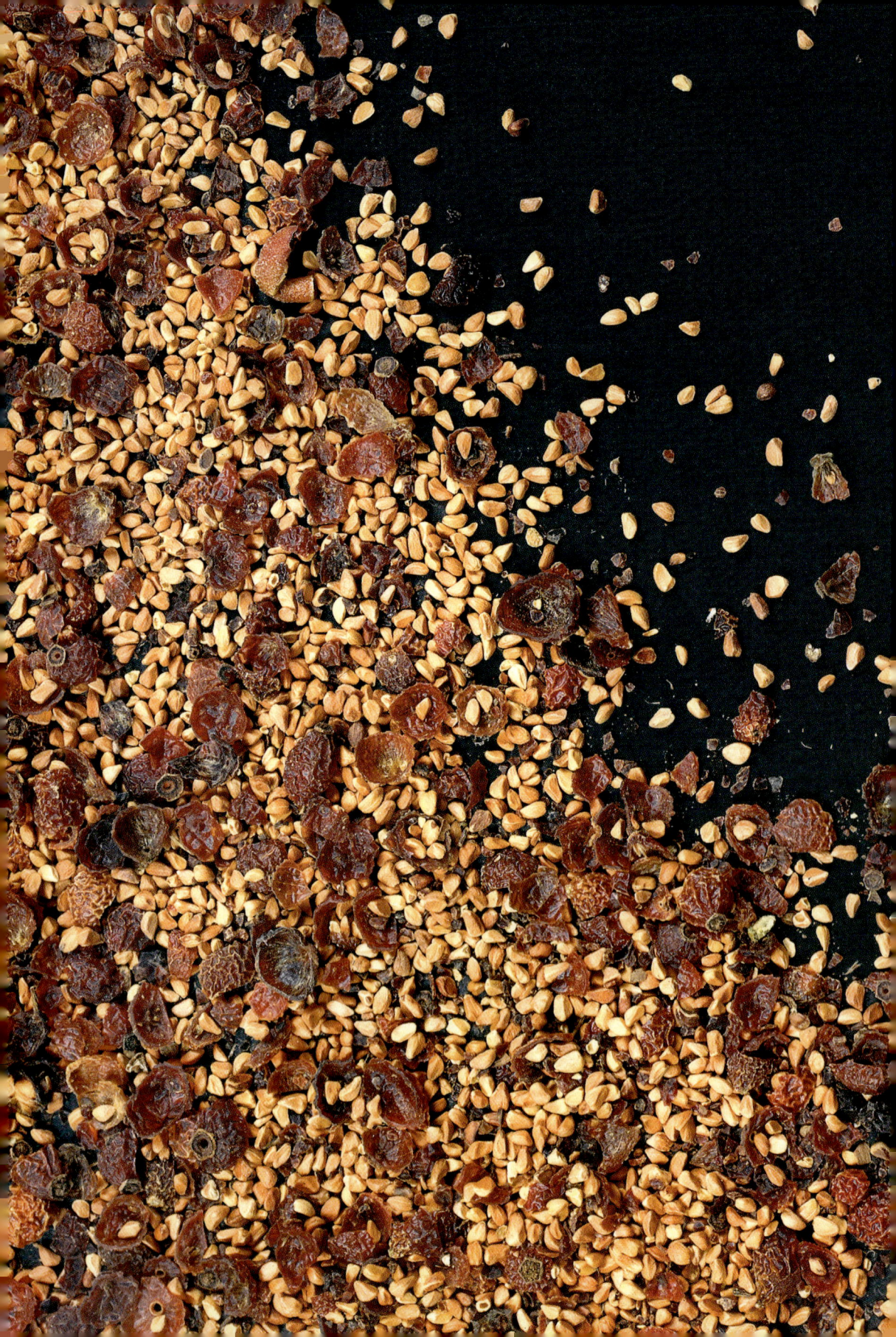

Nierentätigkeit oder Herdinfektionen (Mandeln, Zähne, Nebenhöhlen).

Ernährung und Lebensweise

Was lässt sich gegen Bluthochdruck tun? Die wichtigste und erfolgreichste Massnahme ist die konsequente Änderung der Lebensführung. Schon eine Gewichtsabnahme von wenigen Kilo, kann den Blutdruck ins Lot bringen. Anzuraten ist eine überwiegend pflanzliche Ernährung.

Ein Risikofaktor für den Blutdruckanstieg ist zu reichlicher Salzkonsum. Hohe Salzmengen finden sich aus Gründen besserer Haltbarkeit in Konserven, Fleisch, Käse und Fertigsuppen. Auch andere blutdrucksteigernde Faktoren wie Rauchen, Essen fetter Speisen, übermässiger Alkoholkonsum sollten ausgeschaltet werden.

Beim Kaffeegenuss kommt es, wie bei vielen Dingen, auf die richtige Dosis an. Für manche Menschen sind schon zwei Tassen täglich zu viel.

Regelmässige Bewegung kann blutdrucksenkend wirken. Durch Spaziergänge, zügiges Gehen an der frischen Luft, leichte Gymnastik und Sport weiten sich die Blutgefässe und normalisieren dadurch die Blutdruckwerte.

Es gibt Nahrungsmittel, die den Blutdruck senken können, allen voran der Reis. Einem Menschen, der unter hohem Blutdruck leidet, wird angeraten, jede Woche einen Kurtag einzuschalten, an dem er 200 Gramm Reis und etwa 1 Kilogramm Obst, verteilt auf 5 bis 6 Mahlzeiten, zu sich nimmt. Dadurch kann oft auf den Einsatz von Medikamenten verzichtet werden.

Falls sich die Blutdruckwerte durch geeignete Diät und Lebensweise in Verbindung mit natürlichen Heilmitteln nicht senken lassen, ist eine schulmedizinische Behandlung notwendig.

Hagebutten *Rosa canina*. Durch den hohen Vitamin-C-Gehalt fördert die Hagebutte die Abwehrkraft gegen Infektionen und Erkältungskrankheiten. Der Tee wirkt bei längerem Gebrauch entwässernd, ohne die Nierengewebe zu reizen und ist hilfreich bei Nieren- und Blasenleiden. Er wirkt steintreibend und schützt vor der Bildung weiterer Steine.

Heilpflanzen

Mistel   Hilfreich bei leichteren Fällen von hohem Blutdruck ist die Mistel. Mistelpräparate machen die Adern und Kapillaren elastisch und senken den Blutdruck. Mistelteezubereitung: siehe «Arterienverkalkung». Die meisten mit Mistelpräparaten behandelten Patienten fühlen sich subjektiv wohler. Schwindel, Kopfdruck, Reizbarkeit und Druck in der Herzgegend verschwinden, die Unsicherheit beim Gehen lässt nach.

Knoblauch und Bärlauch   Helfen bei hohem Blutdruck, senken den Blutfettspiegel und beugen Schlaganfällen vor. Knoblauch hält die Adern sauber und schützt vor Arterienverkalkung. Er verbessert die Kopfdurchblutung und übt einen guten Einfluss auf Gedächtnisleistung und Konzentrationsfähigkeit aus.

Homöopathische Mittel

Arnica D3-D4-D12   Ist eines der wichtigsten Mittel bei Arteriosklerose mit erhöhtem Blutdruck, grosser Müdigkeit und Schwäche, Blutandrang zum Kopf, Schwindel, Neigung zu Schlaganfall.

Aurum D6-D12-D30   Passt für vollblütige Menschen mit gerötetem Gesicht, Blutandrang zum Kopf, Herzklopfen, Verlangen nach frischer Luft, hochgradiger Unruhe, Schwindel, depressiver Gemütsverfassung, Verschlimmerung nachts.

Jodum D6-D12-D30   Passt für reizbare, hypochondrische, verdriessliche Patienten mit Schwindel, Herzklopfen bei der geringsten Anstrengung.

Baryum carbonicum D4-D6-D12   Arteriosklerose, Schwindel, grosse körperliche und geistige Mattigkeit, Abneigung gegen geistige Beschäftigungen, Abbau der Persönlichkeit, Senilität, Gehirnverkalkung, Ohrengeräusche.

Plumbum D10-D15 und Plumbum jodat D6-D12 Bei blassem Hochdruck, fahlem, blassem Gesicht, Neigung zu Abmagerung, Herzklopfen, Gefässkrämpfen, starker Blutdrucksteigerung und Pulsverlangsamung, dünnem, fadenförmigem Puls, Nierenstörungen (renaler Hochdruck).

Immunschwäche

Gemeinsame Ursache vieler Krankheiten und ihrer Symptome ist oft ein gestörtes Immunsystem. Eine grosse Zahl von Personen, die wegen Krankheit die Sprechstunde des Arztes aufsucht, leidet an der gleichen Ursache: der Immunschwäche. Stress im Beruf, falsche Ernährungsgewohnheiten, Mangel an Bewegung, Missbrauch von Genussmitteln, Überanstrengung, psychischer oder physischer Stress, Umweltschadstoffe, fehlender Schlaf, Unterdrückung der Symptome durch Medikamente führen immer häufiger zu einer Schwächung des Abwehrsystems.

Antibiotika helfen nur gegen Bakterien, nicht aber gegen Viren. Man suchte lange Zeit vergeblich nach Mitteln gegen Virusinfektionen. Es wurden vorwiegend die Symptome behandelt. Dabei hat man vergessen, dass es gegen Viruskrankheiten durchaus eine Therapie gibt: das uralte, naturheilkundliche Prinzip, dem Organismus durch Aktivierung der Selbstheilkräfte in seinem Abwehrkampf beizustehen.

Wie funktioniert das Immunsystem? Man muss sich vorstellen, dass Millionen im ganzen Körper verteilter Immunzellen über unseren Gesundheitszustand wachen und in ständiger Alarmbereitschaft stehen. Sie haben die Aufgabe, körperfremde Substanzen wie Bakterien, Viren, Krebszellen oder Pilze, die durch die Atemluft, die Nahrung oder Verletzungen in den Körper eindringen, unschädlich zu machen. Je mehr funktionsfähige Zellen im Organismus vorhanden sind, desto besser kann er aus eigener Kraft mit gefährlichen Krankheitserregern fertig werden.

Wenn das Immunsystem nicht oder nur unzureichend funktioniert, ist unser Körper den Angriffen der Schadstoffe hilflos ausgeliefert. Deshalb ist es wichtig, das Immunsystem zu stärken und zu unterstützen. Im Winter ist unser Immunsystem oft geschwächt und wir sind anfällig für alle Arten von Krankheitserregern. Sind die Abwehrkräfte genügend aufgebaut, so haben die Eindringlinge keine Chance, und wir sind optimal gegen Erkältungen und Grippe geschützt.

Kleinblütiges Weidenröschen *Epilobium garviflora*. Das kleinblütige Weidenröschen und andere heimische Weidenröschenarten erleichtert den Wasserabgang bei Blasen- und Prostataleiden und lindert Entzündungen. Eine Teemischung von Weidenröschen, Brennnesselwurzeln, Goldrute und Wiesengeissbart wirkt vorbeugend bei Prostataleiden.

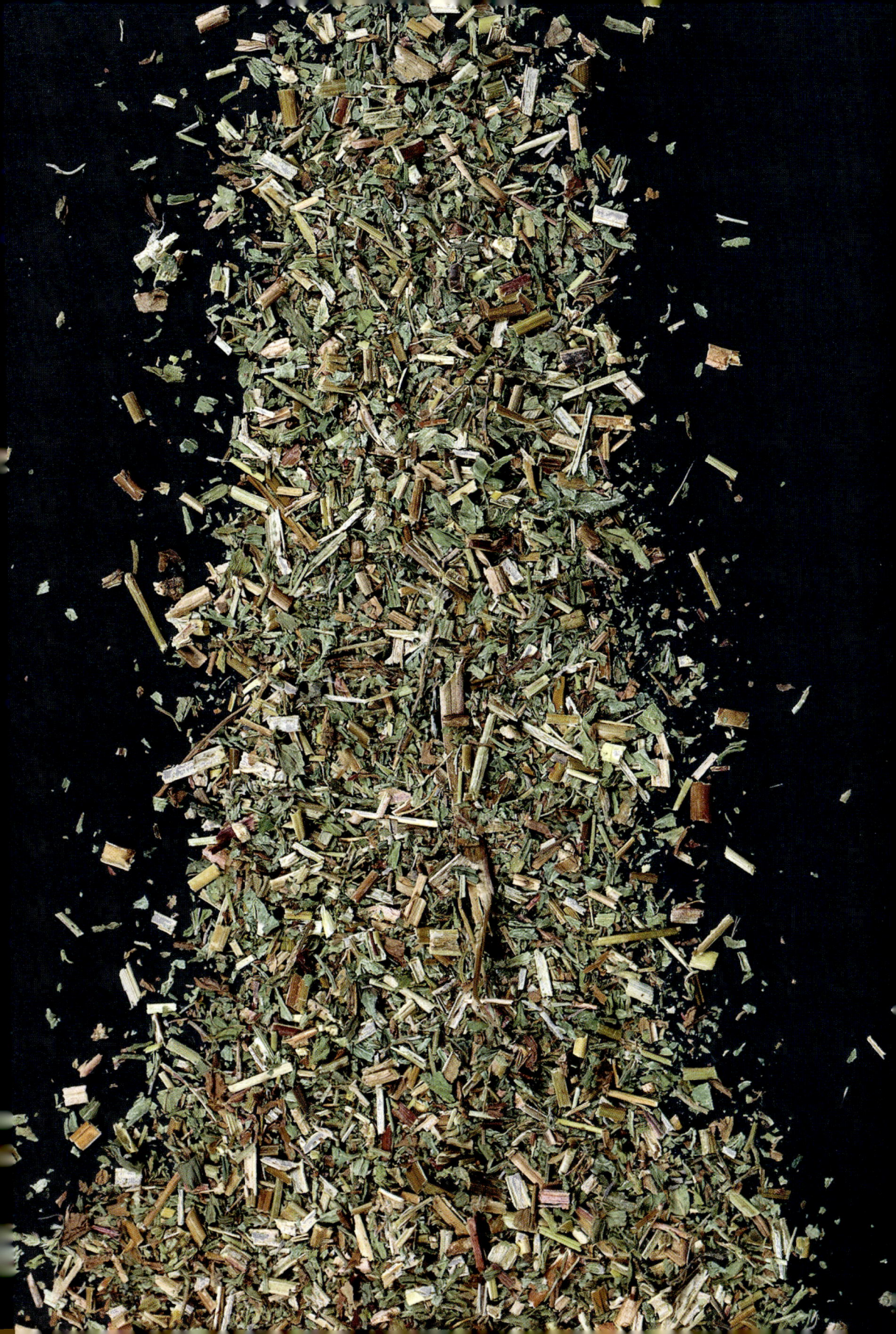

Ernährung und Lebensweise

Sorgen Sie für genügend Bewegung an der frischen Luft, Gymnastik, Spaziergänge, Aerobic. Meiden Sie Überanstrengung!

Vermeiden Sie Stresssituationen.

Geniessen Sie Alkohol, Kaffee, Zucker in mässigen Mengen. Verzichten Sie möglichst auf Tabakkonsum.

Eine ausgewogene Ernährung stärkt das Immunsystem. Die Nahrung sollte nicht zu reichlich, zu fett oder zu süss sein.

Das Spurenelement Zink sorgt dafür, dass sich im Körper Immunzellen bilden. Es ist enthalten in Haferflocken, Vollmilch, Kartoffeln, Bananen, Kürbiskernen.

Die Vitamine A, C, und E sollten in genügender Menge eingenommen werden. Vitamin A (Beta-Carotin) ist enthalten in Möhren, grünen Gemüsen, Milch, Butter, Eigelb, Lebertran, Aprikosen; Vitamin C in Salaten, Gemüsen, Früchten, besonders in Zitrusfrüchten; Vitamin E in Weizenkeimen, Nüssen, Pflanzenölen, Blattgemüsen.

Pflanzliche Heilmittel

Inzwischen kennt man eine ganze Anzahl von Kräutern, die eine das Immunsystem stimulierende Wirkung haben. Eine besonders wirksame Pflanze ist der rote Sonnenhut (Echinacea). Es wurde nachgewiesen, dass gewisse Wirkstoffe dieser Pflanze die Fresszellen (Phagozythen) anregen und eingedrungene Keime vernichten. Echinacea erhöht die Zahl der Abwehrzellen und regt die Produktion des Abwehrstoffes Interferon an. Ähnliche Wirkung haben Wasserhanf (Eupatorium cannabinum), Lauchgwächse, Wegeriche, Mistel und die aus Sibirien stammende Heilpflanze Eleuterococcus.

Kopfschmerzen

Kopfweh ist eines der häufigsten Übel, von denen die Menschheit heimgesucht wird. Es ist keine eigenständige Krankheit, sondern ein Symptom. Es signalisiert, dass im Organismus etwas nicht in Ordnung ist. Die Ursache kann recht verschieden sein.

Häufige Auslöser von gelegentlich auftretenden Kopfschmerzen sind: Schlafmangel, Stress, Konfliktsituationen, körperliche und geistige Überbeanspruchung, Missbrauch von Alkohol, Nikotin, Kaffee oder Medikamenten. Unter Kopfschmerzen leiden oft wetterfühlige Menschen, vor allem bei Föhnlagen, schwüler Hitze oder bei Wetterdepressionen. Entzündungen und Herdinfektionen im Kopfgebiet, in Stirn- und Nebenhöhlen, Ohren oder Kiefer (kranke Zahnwurzeln) sind oft von Kopfschmerzen begleitet.

Bei seit langem bestehenden Schmerzen liegen die Ursachen nicht immer klar zu Tage. Sie sind oft Begleiterscheinungen der verschiedensten organischen und funktionellen Störungen wie zu hoher oder zu niedriger Blutdruck, Diabetes, Leber- und Nierenleiden, Stoffwechselstörungen. Unstimmigkeiten in Magen und Darm rufen nicht selten Kopfweh hervor. In solchen Fällen muss stets das Grundleiden erforscht und behandelt werden.

Viele Menschen nehmen bei Schmerzen aller Art sofort zu Schmerztabletten Zuflucht. Diese Mittel verschaffen zwar oft momentane Linderung, indem sie den Schmerz betäuben, können aber bei Langzeitgebrauch Organschäden und andere gefährliche Nebenwirkungen verursachen und zu Medikamentenabhängigkeit führen.

Wenn Kopfschmerzen nicht auf organische Krankheiten hinweisen, sind sie im Allgemeinen durch naturgemässe Massnahmen wie Änderungen in der Lebensweise oder Anwendung einfacher Hausmittel leicht zu beseitigen.

Ursachen

Eine häufige Ursache von Kopfschmerzen, die oft zu wenig berücksichtigt wird, ist eine durch chronische Verstopfung verursachte, innere Vergiftung. Doch sollte man nicht versuchen, die Darmträgheit durch drastische Mittel zu beheben. Eine abwechslungsreiche Ernährung mit viel Rohkostanteilen wirkt regulierend auf die Darmtätigkeit und vermag selbst in chronischen Fällen dauernde Heilung zu bringen.

Oft liegt die Ursache von Spannungskopfweh, wie der Name sagt, in einer Verspannung der Schulter- und Nackenmuskulatur. Durch das viele Sitzen am Computer, im Auto oder vor dem Fernsehapparat wird die Beweglichkeit der Halswirbelsäule eingeschränkt. Dadurch entsteht als Folge der Drosselung der Blutzufuhr ein Sauerstoffmangel im Gehirn. Hier bringen Schulter- und Nackenmassagen, die regelmässig durchgeführt werden, oft wirksame Hilfe. Um die gestaute Lymphe wieder in Fluss zu bringen und die Verkrampfungen zu lösen, wird mit sanftem Druck über die Schulterpartie bis zu den Oberarmen gestrichen. Zusätzliche Hilfe bringt in solchen Fällen ein warmer, feuchter Heublumensack, der auf den Nacken gelegt wird. Deformationen der Halswirbelsäule, besonders ein verschobener Atlas (oberster Halswirbel), wie sie etwa nach Unfällen oder als Folge schlechter Körperhaltung entstehen können, erzeugt Verspannungen und Nervenblockaden. Die Behandlung besteht in solchen Fällen in einer chiropraktischen Korrektur der Halswirbelsäule.

Oft führen Sauerstoff- und Bewegungsmangel zu Kopfschmerzen, besonders bei Menschen, die sich den ganzen Tag in geschlossenen Räumen aufhalten. In solchen Fällen ist es ratsam, täglich eine halbe Stunde in der freien Natur spazieren zu gehen. Dazu gehört Bewegungstherapie in Form von Gymnastik und sportlicher Betätigung.

Psychisch bedingte Kopfschmerzen sind oft schwer in den Griff zu bekommen, wenn es nicht möglich ist, die ursächlichen inneren und äusseren Konflikte zu bereinigen.

Weidenrinde *Salix alba oder Salix purpurea.* Die Rinde unserer Weidensträucher enthält das Glykosid Salicin und wurde schon im Altertum gegen Gicht, rheumatische Erkrankungen und schmerzhafte Gelenkentzündungen eingesetzt. Durch ihre Schweiss treibende und antibakteriellen Eigenschaften ist die Rinde auch bei fiebrigen Erkältungskrankheiten hilfreich.

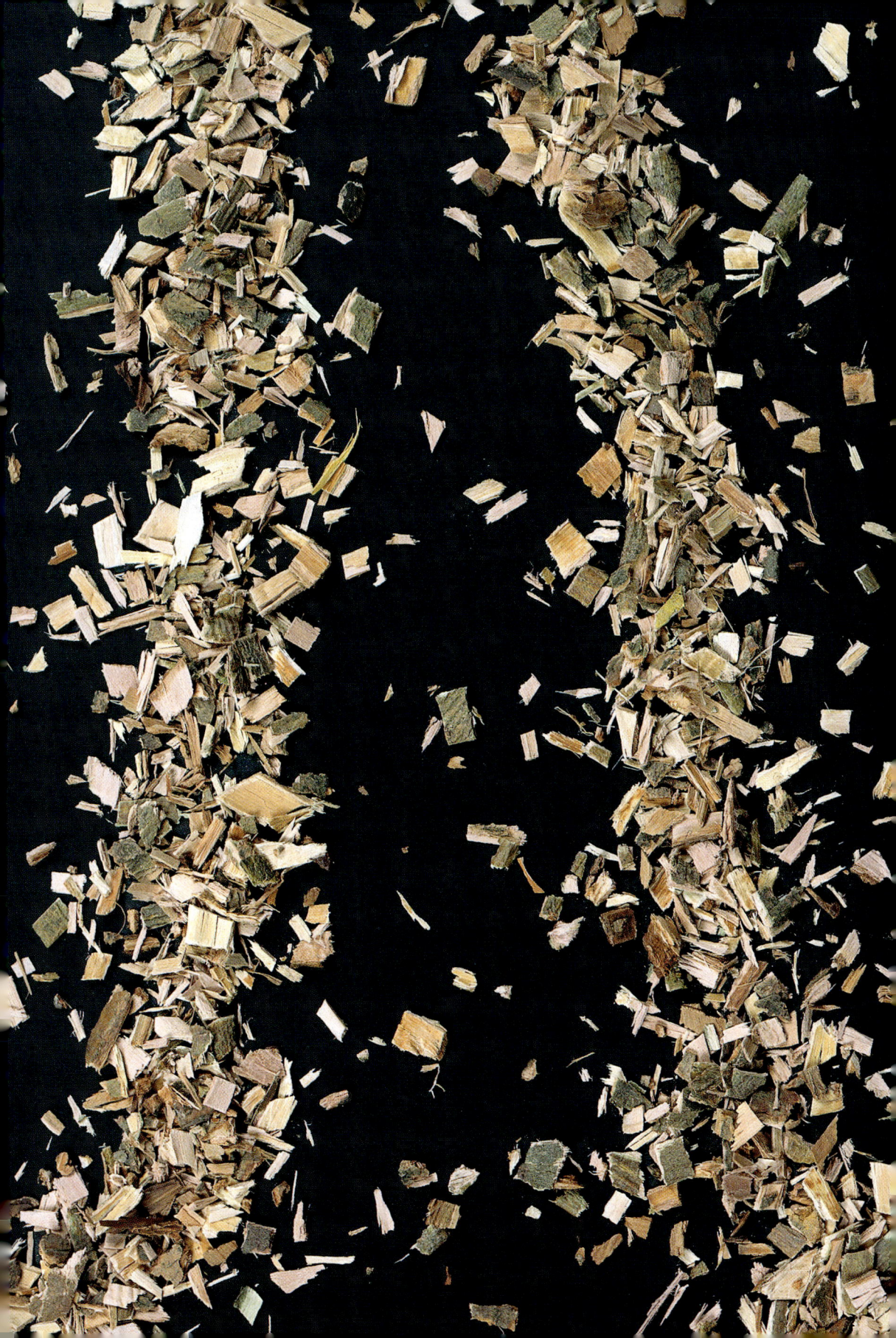

Hausmittel

Melissenpräparate — Helfen bei Föhnkopfweh! Eine grosse Anzahl von Menschen leiden bei Wetteränderungen, vor allem bei Föhnlagen, unter Kopfweh und Migräne oder Gliederschmerzen. Die Ursache ist oft ein labiles vegetatives Nervensystem. Anwendung: 2-mal täglich je 15 bis 20 Tropfen Melissengeist in einem Glas Wasser oder Tee einnehmen während 5 bis 6 Wochen bringt das vegetative Nervensystem wieder in Schwung, sodass wir nicht mehr jede Wetterveränderung spüren.

Breitwegerich — Wohltuend wirken kühle Kompressen mit zerquetschten Breitwegerichblättern, auf Stirne und Nacken gelegt.

Kaffee — Eine Tasse warmen Kaffee mit dem Saft einer halben Zitrone bringt bei Kopfschmerzen aller Art oft schnelle Hilfe.

Pfefferminzöl — 1 bis 2 Tropfen japanisches Pfefferminzöl, auf Stirne und Nacken gerieben, lindert Kopfschmerzen oft schneller als Schmerztabletten.

Tee gegen Kopfweh und Migräne — Je 20 Gramm Rosmarinblätter, Melissenblätter, Johanniskraut, Schafgarbenblüten, Dostkraut mischen, 2 Teelöffel mit einer Tasse kochendem Wasser übergiessen, 15 Minuten ziehen lassen, täglich 2 Tassen trinken.

Senfwickel — Leiten das Kopfweh durch die Haut ab. 3 Teelöffel Senfmehl mit Wasser zu einem Brei verrühren, diesen auf einen Waschlappen oder ein Stück Leinwand streichen, zwischen den Schulterblättern auf den Nackenansatz legen und eine halbe Stunde liegen lassen. Das hautreizende Senföl zieht das im Kopf angestaute Blut nach unten, wodurch sich eine feuerrote Stelle bildet.

Homöopathische Mittel

Belladonna D4-D6 — Blutandrang zum Kopf, klopfende Kopfschmerzen. Das Gesicht ist rot, die Augen glänzend mit erweiterten Pupillen. Verschlimmerung durch Sonneneinwirkung und bei jeder Bewegung des Kopfes. Der Schmerz wird gelindert durch Kälte und Ruhe.

Nux vomica D4-D6 — Gehört wie Belladonna zu den wichtigsten Kopfwehmitteln des homöopathischen Arzneimittelschatzes. Sie passt für hartleibige, ärgerliche, hypochondrische Personen mit Magen-, Darm- oder Leberstörungen. Sehr wertvoll nach Medikamentenmissbrauch.

Pulsatilla D4-D6 — Regelstörungen, Herzklopfen, Schmerzen, oft halbseitig, mit Ohrensausen; passt für Frauen mit sanfter, stiller, weinerlicher Gemütsart. Besserung durch Bewegung in kühler, frischer Luft, schlimmer in geschlossenen Räumen.

Arsen D4-D5 — Bei Kopfweh magerer, blutarmer Personen muss man stets an Arsen denken. Die Schmerzen sind brennend. Der Kranke ist blass, unruhig, schwach, hinfällig. Die Schmerzen sind meist rechtsseitig.

Calcium phosphoricum D6-D12 — Passt für schlankwüchsige, lebhafte Kinder und Studenten männlichen und weiblichen Geschlechts mit mangelnder Konzentration, die rasch ermüden und oft über Kopfweh (Schulkopfweh) klagen. Andere Symptome sind schwache Wirbelsäule, Knochenwachstumsstörungen.

China D2-D3 — Schwäche und andere Beschwerden nach Verlust von Blut und andern Körpersäften wie Milch, Ausfluss, Samen; blasses gelbliches Gesicht, klopfende Kopfschmerzen, Kopfweh durch Anstrengungen, besonders aber durch Kälte und Luftzug (Kopfhaut und Haarboden sind empfindlich), Kopfweh durch Verdauungsbeschwerden. Leberspezifisches Mittel.

Gelsemium D4-D6   Ist eines der wirksamsten Mittel gegen Kopfweh. Die Schmerzen beginnen im Nacken, ziehen sich über Hinterkopf und Scheitel hinweg und setzen sich über dem linken Auge fest. Der Kranke ist wie berauscht, das Denken ist erschwert. Häufig leidet er unter Schwindel, Augenflimmern und Pulsieren im Kopf.

Sanguinaria D4-D6   Klopfende Kopfschmerzen mit Schwindel und Hitze im Kopf. Die Schmerzen beginnen im Nacken, ziehen sich über den Kopf, um sich über dem rechten Auge festzusetzen. Aufgrund dieses typischen Symptoms wurden langjährig bestehende Kopfschmerzen sofort und dauerhaft geheilt. Die Schmerzen beginnen oft früh am Morgen, verschlimmern sich im Laufe des Tages und klingen abends wieder ab. Verschlimmerung durch Bewegung und Bücken, Besserung durch Liegen und nach Schlaf.

Spigelia D4-D6   Ist ein bewährtes Mittel bei linksseitigem Kopfweh, das oft bis in den linken Arm ausstrahlt, sowie bei Neuralgien aller Art, besonders bei linksseitigen Gesichtsneuralgien.

Silicea D6-D12   Kopfweh durch Überempfindlichkeit gegen Kälteeinwirkungen. Besserung durch warmes Einhüllen des Kopfes, Verschlimmerung nachts.

Krampfadern

Krampfadern sind erweiterte Venen als Folge von Stauungen des Blutrückflusses an den Unter-, seltener an den Oberschenkeln. Am häufigsten leiden Menschen mit Steh- oder Sitzberufen an Krampfadern und Venenstauungen. Dabei sind Frauen doppelt so häufig betroffen wie Männer.

Stauungen im Bauchraum, chronische Stuhlverstopfung, abschnürende Strumpfbänder oder wiederholte Schwangerschaften können der Bildung von venösen Stauungen Vorschub leisten. In vielen Fällen ist eine anlagebedingte (vererbte) Bindegewebeschwäche vorhanden. Krampfadern sind nicht nur ein kosmetisches Ärgernis, sondern sie verursachen, wie der Name sagt, krampfartige Schmerzen, nächtliche Wadenkrämpfe, verbunden mit Schmerzgefühl in den Beinen. Unter dem Einfluss eines Stosses oder einer Quetschung kann leicht eine Venenentzündung entstehen. Das betroffene Bein ist dann bleischwer und schmerzt bei jeder Bewegung.

Eine Thrombose entsteht, wenn das Blut in einer gestauten Vene gerinnt. Beginnt ein solcher Blutpfropf zu wandern, so besteht die Gefahr, dass er durch die Blutbahn in eine Lungenarterie gerät und dort die gefürchtete Lungenembolie verursacht.

Eine unangenehme Folgeerscheinung von Krampfadern und Venenstauungen ist das Beingeschwür. Durch den verlangsamten Blutstrom in den Beinvenen werden die Gewebe nicht genügend mit Sauerstoff und Nährstoffen versorgt, die Haut wird durch die mangelhafte Durchblutung blau verfärbt. Nun genügt eine geringe mechanische Verletzung, ein Insektenstich oder eine ungeeignete Salbe, um ein Beingeschwür entstehen zu lassen. Ein solches Geschwür kann jeder Behandlung trotzen und mit abwechselnder Verschlimmerung und Besserung oft jahrelang bestehen. Deshalb wird dieses Übel als das «Crux medicum», das «Kreuz der Ärzte», bezeichnet. Die offene Wunde ist eine Selbsthilfe des Organismus, um Abfallstoffe los zu werden. Eine Heilung von

Beingeschwüren ist deshalb oft nur möglich, wenn es gelingt, die gestörten Entgiftungsfunktionen von Dickdarm, Leber und Nieren wieder herzustellen.

Bei Gewebeschwäche und Stauungen der unteren Extremitäten zeigen sich oft Wasseransammlungen (Ödeme) am Fussknöchel und Unterschenkel, die anfangs über Nacht wieder zurückgehen. Bei länger bestehenden Stauungen fängt das Bindegewebe an zu wuchern. Daraus resultieren dicke, veränderte Beine, die sich hart anfühlen.

Ernährung und Lebensweise

Man kann eine Menge tun, um die Entstehung von Krampfadern zu verhindern, die Venen fit zu halten und der weiteren Ausbreitung von Krampfadern Einhalt zu gebieten.

Verschaffen Sie sich mehr Bewegung durch Spaziergänge, Wandern, leichte Gymnastik, Sport, Schwimmen. Krampfadern sind häufig die Folge von Bewegungsmangel. In früheren Zeiten hatten die Menschen weniger Venen- und Kreislaufprobleme. Ross und Wagen waren die einzigen Transportmittel. Man ging zu Fuss, selbst über weite Strecken.

- *Bauen Sie Übergewicht ab. Jedes Pfund zu viel belastet die Venen.*
- *Keine einschnürenden Kleider wie enge Jeans, enge Gürtel, Korsagen und so weiter tragen. Sie verhindern den Rückfluss des Blutes.*
- *Wer viel stehen muss, sollte jede Pause nutzen, um die Beine hochzulagern.*
- *Schuhe mit hohen Absätzen sind für die venöse Zirkulation nachteilig.*
- *Schlagen Sie beim Sitzen nicht die Beine übereinander. Diese Sitzhaltung klemmt die Beinvenen ab.*

Auch die Ernährung spielt eine Rolle. Durch isolierte Kohlehydrate wie weisser Zucker und Weissmehlprodukte werden die Bindegewebe schlaff. Durch zu viel Fett und Eiweiss (Fleisch, Wurst, Käse, Eier) wird das Blut dick und die Bildung von Blutgerinseln gefördert. Zu empfehlen sind ausreichend Obst, Gemüse, Salate, Vollkornprodukte, – eine natürliche Ernährung unter Ausschluss von künstlichen Nahrungsmitteln. Wer an Verstopfung leidet, muss durch eine ballaststoffreiche Nahrung für eine geregelte Darmtätigkeit sorgen.

Hausmittel

Wasseranwendungen	2-mal täglich erst das rechte, dann das linke Bein mit kaltem Wasser abduschen und frottieren. Danach werden beide Beine mit leichtem Druck von den Füssen in Richtung Herz massiert. Warme Fussbäder wirken nachteilig, da sie die Erweiterung und Erschlaffung der Venen fördern.
Huflattich, Breitwegerich	Ein Brei von Huflattich- oder Breitwegerichblättern mit etwas süssem Rahm oder Quark vermischt auf offene Beingeschwüre oder entzündete Krampfadern gelegt und mit einem feuchten Tuch bedeckt, wirkt entzündungswidrig, kühlend und heilend.
Eichenrinde, Zinnkraut	Zum Reinigen und Heilen von Beingeschwüren haben sich Bäder und Kompressen von Eichenrinden oder Zinnkraut-Abkochungen sehr bewährt.
Rosskastanie	Die Früchte der Rosskastanie liefern ein vorzügliches Heilmittel bei venösen Stauungen, Krampfadern und offenen Beinen. Durch die Wirkstoffe der Rosskastanie werden die Gefässwände abgedichtet, die Entstehung von Wasseransammlungen (Ödemen) in den Geweben verhindert und der Blutrückfluss in den Venen verbessert. Es gibt im Handel vorzügliche Rosskastanienpräparate in Form von Tinkturen, Salben und Tabletten.
Ananas, Papaya	Wer einige Zeit jede Woche Ananas und Papayas isst, stärkt

die Venen und beugt der Bildung von Krampfadern vor. Diese Früchte enthalten wertvolle Enzyme, welche die Fliessfähigkeit des Blutes verbessern und die Beine von Stauungen und Wasseransammlungen befreien.

Teemischung Zur Behebung von Venen- und Gewebeschwäche und zur Vorbeugung von Krampfadern eignen sich kieselsäurehaltige Tees. Zu empfehlen ist eine Mischung von Wegtritt (Polygonum aviculare), Schachtelhalm (Equisetum arvense) und Hohlzahn (Galeopsis tetrahit) zu je gleichen Teilen.

Homöopathische Mittel

Hamamelis 0-D2 Stauungen in den Venen und schmerzhafte Krampfadern jeglicher Art mit Jucken und Brennen.

Aesculus 0-D3 Schweregefühl in den Beinen, Krampfadern während der Schwangerschaft. Das Mittel macht die Venenwände elastisch.

Pulsatilla D4 Träge Blutzirkulation, kalte Hände und Füsse, Verlangen nach frischer Luft, Abneigung gegen fette Speisen, die Verdauungsstörungen verursachen. Die Venen sind abends geschwollen.

Carduus marianus 0-D3 Ist eines der wirksamsten Mittel zur Behandlung von Krampfadern und offenen Beinen. Nebst der spezifischen Wirkung auf die Venen und den Pfortaderkreislauf fördert es die Leber- und Gallenfunktion. Carduus Marianus ist auch wirksam bei Jucken der Unterschenkel und Krampfadernekzemen. Besonders wirksam ist das Mittel im Wechsel mit Lycopodium D4-D6, wenn dem Übel ein Leberleiden zugrunde liegt.

Calcium fluoratum D6-D12 Krampfadern, schwaches Bindegewebe, Stauungen in den Beinen, Verhärtungen, Unterschenkelgeschwüren mit übelriechenden Absonderungen, stechende Schmerzen.

Thymian *Thymus vulgaris.* Thymian wirkt krampflösend, desinfizierend und entzündungswidrig bei Erkältungskrankheiten und Infektionen der Atemwege, des Verdauungsapparates und der Harnorgane. Er lindert Husten, Katarrhe, löst den Schleim und fördert ihn zum Ausräuspern.

Krebs

Die Berichterstattung mancher Zeitungen und Wochenschriften über Krebs richtet unter Gesunden und Kranken eine wachsende Verwirrung an. Mit sensationellen Schlagzeilen und sich überbietenden Superlativen werden immer neue Medikamente, neue Techniken, neue Strahlenarten kolportiert. Vieles, was über Krebs veröffentlicht wird, hält jedoch einer kritischen Nachprüfung nicht stand. Kaum eine Krankheit hat die medizinische Wissenschaft so viel Geld, Mühe und Kopfzerbrechen gekostet wie der Krebs.

Alljährlich erkrankt eine grosse Zahl von Menschen an Brust-, Prostata-, Unterleibs-, Dickdarm- und anderen Krebsarten. In der offiziellen Medizin herrschte lange Zeit die Ansicht, Krebs sei ein rein örtliches Leiden. Doch ist man heute von dieser Theorie abgerückt. Krebs gilt heute als eine örtliche Manifestation einer konstitutionellen Krankheit. Krebs ist eine Entartung der Zellen. Diese Bausteine des Körpers beginnen plötzlich aus der Reihe zu tanzen und ein Eigenleben zu führen. Schon Professor Otto Warburg, Nobelpreisträger 1931, erkannte, dass Krebs entsteht, wenn Zellen von einem normalen Sauerstoffwechsel in einen anormalen Gärungsstoffwechsel übergehen.

Krebs und Immunsystem

Wer an Krebs erkrankt, ist an der Entstehung dieses Leidens meist nicht ganz unschuldig. Es ist oft die Folge eines jahrelangen Handelns wider die Natur. Wenn wir unsern bisherigen Lebensstil einmal überprüfen, so finden wir vielleicht Gewohnheiten, welche die Widerstandsfähigkeit unseres Organismus untergraben, sodass die Krankheit von uns Besitz ergreifen kann. Es muss zu denken geben, dass Krebs besonders häufig bei solchen Personen auftritt, deren Abwehrsystem durch Umwelteinflüsse verschiedener Art geschwächt wurde. Jeder kleine Infekt, jede Bagatellerkrankung wird mit den stärksten Waffen niedergeknüppelt. Gegen jedes Wehwehchen wird sofort ein starkes Medikament geschluckt. Ein heilsames Fieber, welches das Abwehrsystem des Organismus aktivieren würde, wird gewaltsam unterdrückt. Das hat zur Folge, dass der Mensch gegen jeden Infekt anfällig wird.

Wie können wir das Immunsystem stärken?

- *Meide einseitige und überreichliche Ernährung.*
- *Sorge für körperliche Bewegung an der frischen Luft.*
- *Werde nicht süchtig auf Genussmittel wie Alkohol, Tabak, Kaffee und Süssigkeiten.*
- *Sorge für genügend Schlaf.*
- *Vermeide Sonnenbrand und übertriebene Sonnenbestrahlung.*
- *Meide körperliche und geistige Überanstrengungen und Stress.*

Wie funktioniert das Immunsystem?

Millionen im Körper verteilte Fresszellen (Phagozyten) wachen über unsern Gesundheitszustand und stehen in ständiger Alarmbereitschaft. Diese kleinen Krieger haben die Aufgabe, körperfremde Substanzen, wie Bakterien, Viren, Pilze, Krebszellen zu orten und zu vernichten. Man vermutet, dass sich Krebszellen in unserm Organismus täglich bilden, durch das Abwehrsystem aber zerstört werden. Ein geschwächtes Immunsystem ist jedoch nicht mehr in der Lage, Fremdstoffe und entartete Zellen auszuschalten.

Ernährung und Lebensweise

Zwischen Krebs und Ernährung besteht eine sehr enge Beziehung. Man schätzt, dass mindestens dreissig Prozent aller

Krebserkrankungen per Speisezettel erworben werden. Wahrscheinlich ist der Prozentsatz sogar noch höher. Ein grosser Teil unserer Nahrungsmittel ist industriell verarbeitet, verändert, raffiniert, konserviert, gefärbt oder mit chemischen Zusätzen belastet.

Bei den Hunzas, einem kleinen Bergvolk im Himalayagebiet, waren Zivilisationskrankheiten wie Diabetes, Gicht, Blinddarmentzündungen, Osteoporose und Krebs bis zum Anschluss an die moderne Zivilisation vor etwa fünfzig Jahren gänzlich unbekannt. Sie erreichten bei körperlicher und geistiger Gesundheit ein hohes Alter. Verlässt der Naturmensch seine Scholle und damit seine Lebensweise im Einklang mit der Natur, so treten Krankheiten auf, die er vorher nicht kannte. Der sogenannte Kulturmensch, der die natürlichen Instinkte verloren hat und dafür den Verstand gebraucht, dünkt sich so weise und gescheit und glaubt, alles besser machen zu können als die Natur. Er missachtet oft die einfachsten Naturgesetze. Der Rat, dass er mit der Natur und nicht gegen die Natur leben solle, stösst auf taube Ohren.

Einen günstigen Boden für die Krebsentwicklung scheinen Überlastung des Stoffwechsels, chronische Stuhlverstopfung und mangelhafte Lebertätigkeit zu schaffen. Der deutsche Krebsforscher Dr. Zabel hat einmal gesagt, er habe in seiner langjährigen Praxis keinen einzigen Krebskranken gesehen, dessen Darmtätigkeit nicht erheblich gestört war. Es besteht kein Zweifel, dass viele Menschen in unserer Gesellschaft zu viel essen. Untersuchungen haben gezeigt, dass etwa fünfundzwanzig Prozent überernährt und übergewichtig sind. Ein Forscher, der die Krebshäufigkeit in verschiedenen Ländern genau studiert hat, kam zum Schluss, dass je zivilisierter und wohlhabender ein Land ist, desto häufiger Krebserkrankungen vorkommen. In Ländern mit einfacher Ernährungs- und Lebensweise ist Krebs seltener.

Salbeiblätter *Salvia officinalis.* Wird in der Volksmedizin gegen eine Vielzahl von Krankheiten angewandt. Der Salbei reguliert übermässige Schweissausbrüche, eignet sich bei Entzündungen von Magen und Darm, stärkt die Nerven und wirkt Schleim lösend bei Husten, Katarrh, Bronchitis. Als Gurgelwasser lindert der Tee Entzündungen des Rachens und der Mandeln.

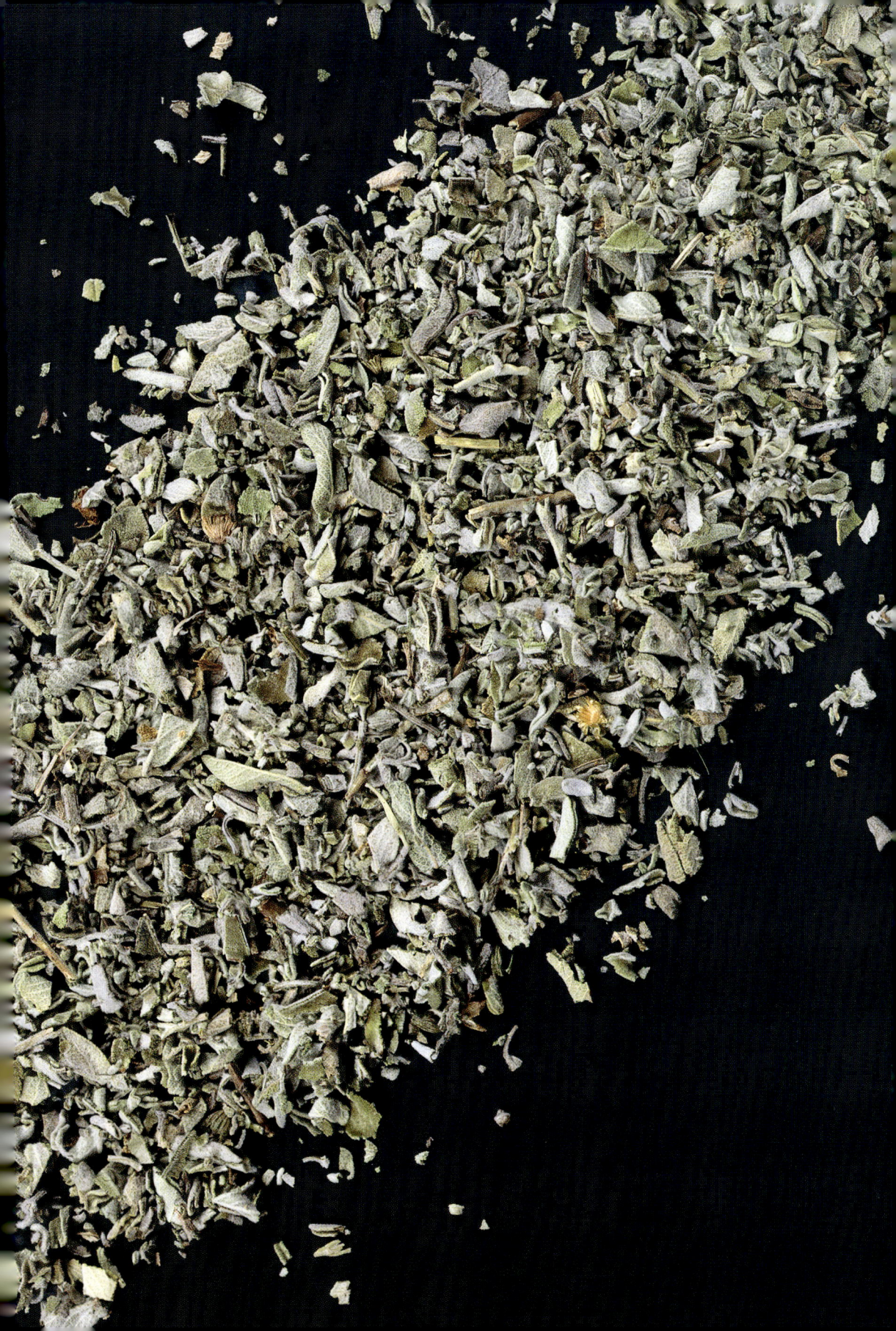

Krebs und Umwelt

Durch die heutige Umweltbelastung sind in unserer Nahrung Stoffe enthalten, die früher unbekannt waren. Ein Zurück zur Natur ist heute nur noch in beschränktem Masse möglich. Wenn wir schon gewissen Umweltgiften in Luft, Wasser und Nahrung nicht immer entgehen können, so sollten wir uns wenigstens jener Schadstoffe enthalten, die wir vermeiden können. Da ist in erster Linie Nikotin und Teer, die wir uns durch Rauchen zuführen. Nachteilig kann sich übermässiger Alkoholkonsum und Medikamentenmissbrauch auswirken.

Krebserzeugend wirken die Aflatoxine. Das sind Pilzgifte, die sich an verschimmeltem Getreide oder an verdorbenen Nüssen bilden. Diese Schimmelpilze sind geruch- und geschmacklos und werden auch durch Kochen nicht zerstört.

Durch übermässiges Erhitzen, Braten, Grillieren, Rösten entstehen die stark krebsfördernden Benzpyrene.

Zu meiden sind Salate und Gemüse aus stark gedüngtem Boden. Sie enthalten krebsauslösende Nitrosamine, die durch Verbindung von Ammoniak und Nitrit entstehen.

Krebs und Psyche

Oft gehen der Entstehung eines Krebsleidens schwere Schicksalsschläge wie Tod eines nahestehenden Menschen, Verlust des Arbeitsplatzes, Ehescheidung voraus. Solche Ereignisse können die Entstehung eines Krebsleidens stark fördern. Gemütsbewegungen wie Angst, Kummer, Sorgen können die Widerstandskräfte des Organismus genau so untergraben wie organische Krankheiten, besonders wenn noch andere Risikofaktoren dazukommen.

Unsere Körperzellen brauchen Sauerstoff

Der Sauerstoff gehört zu den unentbehrlichsten Bestandteilen unserer Körperzellen. Bei vielen Menschen ist die Atmung verkümmert und dadurch die Sauerstoffaufnahme behindert, wodurch es zu Gärungen und zur Bildung von Krebszellen kommt.

Verschaffe Dir viel Bewegung an der frischen Luft und atme oft tief aus und ein. Ein flotter Fussmarsch, leichte Gymnastik, Dehnungs- und Kräftigungsübungen vertiefen die Atmung und verhüten ausserdem eine Versteifung von Muskeln und Gelenken. Durch bessere Sauerstoffzufuhr wird das körperliche und psychische Befinden auffallend gebessert.

Einfache Regeln zur Krebsverhütung

Der erste Rat, der hier gegeben wird, ist ganz einfach: Iss nicht zu viel, zu fett, zu süss, zu heiss und zu kalt.

Vorbeugen und verhüten ist besser und billiger als behandeln.

Deine Nahrung sei möglichst einfach, natürlich und vollwertig.

Meide übermässigen Fettkonsum und besonders fettes Fleisch, gehärtete und industriell bearbeitete Fette. Zu bevorzugen sind kalt gepresstes Olivenöl, Rapsöl, Nussöl, Leinöl.

Mässige Mengen Fleisch aus artgerechter Tierhaltung und Butter sind erlaubt.

Einen krebshemmenden Einfluss üben milchsaure Produkte aus, da sie für eine gesunde Bakterienflora im Darm sorgen, besonders Sauermilch, Buttermilch, Joghurt, Kefir und rohes Sauerkraut.

Sorge für eine geregelte Darmfunktion durch eine ballaststoffreiche Ernährung mit Vollkornbrot, Vollgetreide, Kleie, Obst, Müesli. Eine ballaststoffreiche Nahrung beugt der Bildung von Divertikeln und Darmkrebs vor.

Knoblauch und Zwiebeln gelten als krebsbekämpfend, wenn sie täglich in mässigen Mengen gegessen werden. Bei Zwiebel essenden Völkern soll Krebs viel weniger häufig vorkommen. Dies kann damit erklärt werden, dass gewisse Darmgifte durch den Genuss von Zwiebelgewächsen unschädlich gemacht werden.

Verschiedene Pflanzen aus der Familie der Kreuzblütler, besonders die Kressenarten, enthalten krebshemmende Stoffe, welche die Entgiftungsleistung der Zellen erhöhen. Diese Glutatione binden sich an Karzinogene und andere Zellgifte, sodass sie ausgeschieden werden, bevor sie den Zellkern schädigen können. Glutatione sind in einigen Gemüsepflanzen wie Weisskohl, Blumenkohl, Rosenkohl, Brokkoli enthalten, die auch zu den Kreuzblütlern gehören. Selbst nach 30 Minuten Kochzeit zeigen die Glutatione noch keine chemischen Veränderungen. Kohlgemüse gelten nicht nur als krebshemmend, sie versorgen den Organismus ausserdem mit wertvollen Vitaminen, Mineralstoffen und aktivieren das Immunsystem.

Heute rücken bei der Krebsbekämpfung gewisse bio-aktive Stoffe, die Antioxydantien, in den Mittelpunkt der Forschung. Das sind Schutzstoffe, welche die freien Radikale abwehren und neutralisieren. Freie Radikale sind aggressive Sauerstoffmoleküle. Sie beschleunigen Alterserscheinungen, Arteriosklerose und gelten als Auslöser von Krebs, weil sie gesunde Zellen angreifen und zerstören. Zu diesen Antioxydantien gehören besonders die Vitamine A, C und E und verschiedene Mineralstoffe und Spurenelemente, besonders Zink, Magnesium, Calcium, Eisen und Selen. Diese Stoffe sind in einer Vollwertnahrung meist genügend vorhanden. Personen, die kein oder wenig Gemüse und Obst essen, haben einen Mangel an diesen Stoffen und dadurch ein grösseres Risiko an Krebs zu erkranken.

Die Diagnose Krebs ist noch lange kein Todesurteil. Es gibt immer Mittel und Wege, einen Stillstand, eine positive Lösung zu finden. Es kommt in erster Linie darauf an, ob der Organismus noch über genügend Regenerationskräfte verfügt.

Lindenblüten *Tilia cordata*. Der Teeaufguss von Lindenblüten ist ein allgemein bekanntes und beliebtes Mittel bei Erkältungen, Fieber und Grippe. Der Tee fördert die Schweissbildung und wirkt zugleich abwehrstärkend. Zwei Teelöffel fein geschnittener Blüten mitsamt den Deckblättern überbrüht man mit siedendem Wasser. Der Tee kann mit Honig gesüsst werden.

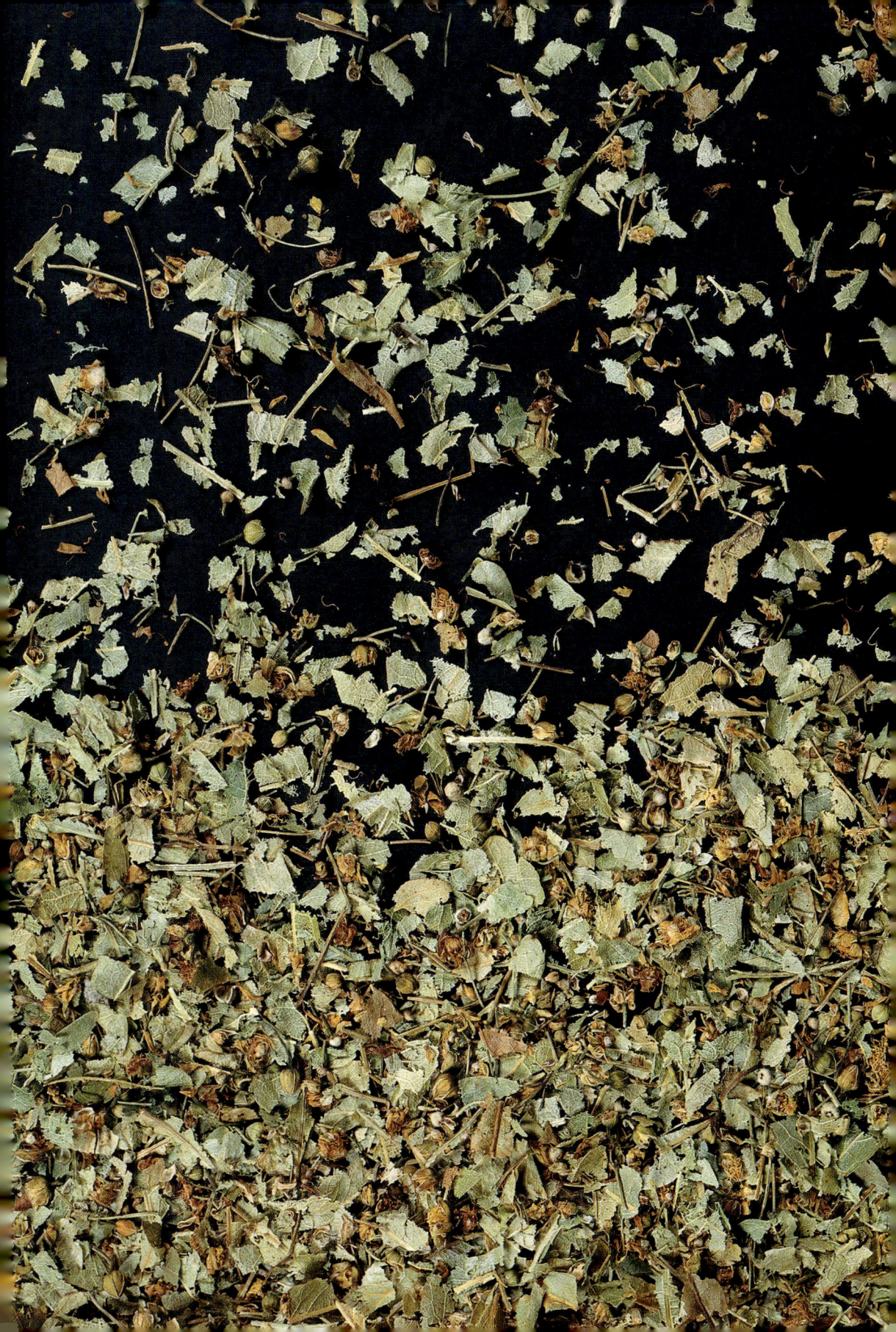

Beseitigt man ein Krebsgeschwür durch einen operativen Eingriff, so hat man zwar eine Schlacht gewonnen, aber meistens noch nicht den Krieg. Nun gilt es in erster Linie, die durch Operation und Bestrahlung geschwächte Konstitution wieder zu stärken und den Stoffwechsel zu aktivieren, um spätere Rückfälle zu vermeiden. Der Patient muss bereit sein, am Heilprozess mitzuarbeiten. In erster Linie muss er die bisherige Lebensführung überprüfen und allfällige Risikofaktoren oder lieb gewordene Laster, die an der Entstehung der Krankheit beteiligt sein könnten, ausschalten.

Pflanzliche Heilmittel

Bei Krebs und seinen Vorstufen ist immer der Stoffwechsel gestört und damit die Leber als Zentralorgan des Stoffwechsels belastet. Gewisse Heilpflanzen und homöopathische Mittel können zur zusätzlichen Behandlung oft sehr hilfreich sein. Einigen Kräutern, wie Brennnessel, roter Sonnenhut (Echinacea), Ackerschachtelhalm, Ringelblumen (Calendula), Klette, Johanniskraut, Pestwurz, schreibt die Naturheilkunde eine gewisse Schutzwirkung gegen Krebs zu, indem sie das Immunsystem stärken, den Stoffwechsel und das Abwehrsystem aktivieren. Ein spezifisches Krebsheilmittel wird es kaum jemals geben. Bei der Behandlung müssen in erster Linie die vielschichtigen Zusammenhänge zwischen Körper, Geist und Seele berücksichtigt werden.

Mistel Immer mehr Ärzte sind heute bereit, begleitend zur schulmedizinischen Behandlung, Mittel der Naturheilkunde anzuwenden. Ein pflanzliches Mittel, das sich oft gut eignet, ist die Mistel. Wie man heute weiss, können Mistelpräparate das Tumorwachstum und die Metastasenbildung deutlich hemmen und die Lebensqualität des Patienten erheblich bessern.

Leberfunktionsstörungen

Die Leber ist das wichtigste Stoffwechselorgan unseres Organismus. Sie verwertet und speichert Fette, baut körpereigenes Eiweiss auf, produziert die für die Verdauung unentbehrliche Gallenflüssigkeit, reguliert den Wasser- und Mineralhaushalt und entgiftet das Blut. Alle Nährstoffe, die von der Darmschleimhaut aufgenommen werden und ins Blut gelangen, durchfliessen mit dem Blut die Leber. Dabei werden schädliche Stoffe herausgefiltert und ausgeschieden.

Zu fette Mahlzeiten, spätes und reichliches Abendessen oder Alkoholmissbrauch überfordern und strapazieren die Leber, sodass sie ihre Stoffwechselfunktionen nicht mehr voll erfüllen kann. Nichts gegen ein Glas Wein, aber der regelmässig überzogene Genuss alkoholischer Getränke schadet der Leber langsam aber sicher. Man muss allerdings nicht ein Trinker oder Schlemmer sein, um der Leber zu schaden. Zu üppige, falsche und fettreiche Ernährung, Missbrauch von Medikamenten, Umweltgifte, Pestizide, Schwermetalle wie Blei, Cadmium und Quecksilber, können ausreichen, um dieses Organ zu schädigen. Aber auch widrige, unbeeinflussbare Lebensumstände, dauernder Ärger, Aufregungen, Stress, können nachteilig auf die Leber wirken.

Die ersten Anzeichen einer Funktionsuntüchtigkeit der Leber ist Unverträglichkeit gegen Fette und alkoholische Getränke. Es wird über Appetitlosigkeit, Blähungen, Aufgetriebenheit und Völlegefühl geklagt, manchmal verbunden mit Übelkeit. Gewöhnlich ist Verstopfung vorhanden, seltener Durchfall.

Viele Leberstörungen machen sich auf der Haut bemerkbar. Allergische Hauterscheinungen sind bei langwierigen Leberstörungen nicht selten. Bei gewissen Formen von Nesselausschlag, Ekzemen, Hautjucken (Prurigo) muss oft die Leber als auslösender Faktor in Betracht gezogen werden. Häufige Symptome bei Leberkrankheiten sind Dunkelfärbung des Urins oder lehmige, hellgelbe Farbe des Stuhls.

Von einer konsequenten Einhaltung von Diät und Lebensweise hängt das Schicksal des Leberpatienten weitgehend ab. Wird nach einer Hepatitis die Leber weiterhin strapaziert, so werden die Leberzellen allmählich zerstört und durch Narbengewebe ersetzt. Es bildet sich das Krankheitsbild der Leberzyrrhose, die nicht mehr reparierbar ist. Spenderlebern sind Mangelware und Lebertransplantationen mit Pavianlebern ergaben bisher keine ermutigenden Resultate.

Ernährung und Lebensweise

Durch Mässigkeit im Essen und Trinken muss die Leber entlastet werden. Gönnen Sie diesem wichtigen Organ eine vierwöchige I.d.H.-Kur (Iss-die-Hälfte-Kur) zur Auffrischung der Kräfte. Der Fettverzehr muss in dieser Zeit eingeschränkt werden, alkoholische Getränke werden am besten ganz gemieden. An Stelle von Schlachtfetten empfehlen sich Pflanzenöle wie Sonnenblumen-, Raps- oder kalt gepresstes Olivenöl. Normale Mengen Butter sind erlaubt.

Versuchen Sie die Darmträgheit mit Leinsamen, Dörrpflaumen, Feigen, Müesli zu beheben. Bevorzugen Sie Obst, Salate, Vollkornbrot. Wer seine Leber richtig pflegt, fühlt sich wohler und bleibt länger jung.

Pflanzliche Heilmittel

Löwenzahn In diesem Allerweltskraut verbirgt sich eine unserer besten Pflanzenarzneien gegen Leber- und Gallenleiden. Seine Bitterstoffe fördern die Gallensekretion, stimulieren die Funktionen der Bauchspeicheldrüse und senken erhöhte Blutfettwerte. Die junge Blattrosette mit der zarten Wurzel kann man im Frühling schneiden und beispielsweise mit Joghurt, Öl und Zitrone als Salat zubereiten.

Teemischung 2 Teelöffel Löwenzahnwurzel, 2 Teelöffel Odermennigkraut, 2 Teelöffel Gelbes Labkraut, 2 Teelöffel Melissenblätter mischen; 2 Teelöffel dieser Mischung mit einem Viertel Liter kochendem Wasser übergiessen, täglich 2 Tassen trinken. Diese Teemischung hilft bei Stauungen und Reizerscheinungen der Leber- und Gallenblase. Die Funktionen der Leber werden angeregt und der Gallenfluss vermehrt. Zur Reinigung des Leber- und Gallensystems sollten wir jährlich 2- bis 3-mal eine Trinkkur von 1 bis 2 Wochen mit leberwirksamen Kräutern machen.

Homöopathische Mittel

Lycopodium D3-D6-D30 — Konstitutionsmittel für die Leber. Passt bei ärgerlichen depressiven Menschen mit allgemeiner Schwäche. Grosses Verlangen nach Süssigkeiten. Blähungen, starke Gasbildung, der Gürtel muss gelockert werden.

Nux vomica D4-D6 — Leberstauungen, pulsierende Schmerzen in der Lebergegend mit grosser Empfindlichkeit gegen Druck; häufig Übelkeit, Stuhlverstopfung mit vergeblichem Drang, reizbare Gemütsverfassung. Das Mittel passt nach Alkohol und Medikamentenmissbrauch und für Personen, die jahrelang gegen Verstopfung Abführmittel gebraucht haben.

China D3-D6 — Leberstauungen, Druckschmerzen in der Leber, die sich oft hart anfühlt; belegte Zunge, bitterer Mundgeschmack, Blähungsbeschwerden, Gesicht fahl, das Augenweiss erscheint oft gelblich; die Beschwerden zeigen sich bald nach dem Essen, grosse Schwäche, nächtliche Schweisse.

Antimon crud. D4-D6-D12 — Bei fetten, wohlgenährten Patienten mit Neigung zu Verdauungsstörungen. Der Patient isst zu viel und zu schnell. Verlangen nach sauren Speisen. Übelkeit, Erbrechen, dick belegte Zunge, verdriesslich, ärgerlich; Leberstauungen, Leberschwellungen, grosse Schwäche, Durchfälle wechseln mit Verstopfung.

Natrium sulfuricum D6-D12	Für aufgedunsene, fettsüchtige Menschen mit Affektionen der Leber und Stauungen im Pfortadergebiet. Das Mittel passt auch bei Diabetikern. Aufstossen nach dem Essen, Blähungen im absteigenden Dickdarm; durchfälliger Stuhl, morgens aus dem Bett treibend.
Mercur D12-D30	Leber vergrössert und verhärtet, Blähungen und schmerzhafte Auftreibungen des Bauches, Nachtschweisse, mangelhafte Gallenabsonderungen, Gelbsucht; rechts liegen unmöglich.
Sulfur D6-D12-D30 und höher	Ist eines der wichtigsten Mittel bei chronischen Leberleiden. Es passt besonders, wenn Hautkrankheiten vorhanden sind (Ekzeme, Furunkulose); Brennen und Jucken der Haut, stechende Schmerzen in der Lebergegend, Aufgetriebenheit des Bauches, Durchfall. Stauungen im Venensystem, (Krampfadern, Hämorrhoiden).

Magenbeschwerden

Magenbeschwerden sind in unserer hektischen Zeit weit verbreitet. Hast und Unruhe, falsche Essgewohnheiten oder psychische Probleme sind Schuld daran, dass jeder Dritte oder Vierte an einer Magenstörung leidet. Bald wird über Appetitlosigkeit, Magendruck, Sodbrennen geklagt, bald über Völlegefühl, Aufgetriebenheit, Blähungen, Übelkeit oder Brechreiz.

Eine Erklärung ist schnell gegeben: Oft wird der Magen durch zu heisse oder zu kalte Speisen und Getränke misshandelt, durch fettes oder überreichliches Essen zu Schwerarbeit gezwungen, durch hochprozentige Alkoholika versengt oder durch stark wirkende Medikamente geschädigt. Auf solche Verstösse antwortet der Magen früher oder später mit Beschwerden aller Art.

Eine unangenehme Magenstörung ist die Übersäuerung. Die Ursache einer vermehrten Säurebildung sind oft schwere, unregelmässige Mahlzeiten, falsche Essgewohnheiten, Stress und psychische Einflüsse. Auch Süssigkeiten und Kaffee sind ausgesprochene Säurelocker.

Man hat festgestellt, dass durch mangelhaftes Kauen und schnelles, hastiges Essen die scharfe Magenflüssigkeit vor dem Speisebrei den Zwölffingerdarm erreicht, wodurch es zu Entzündungen und Geschwürbildungen der Magen- und Zwölffingerdarmschleimhaut kommen kann. Durch gutes Kauen und Einspeicheln der Nahrung wird die Säure mit der eingespeichelten Nahrung vermengt und die Magen- und Zwölffingerdarmschleimhaut geschützt.

Es gibt ausgesprochene «Magentypen», denen jede kleine Gemütsbewegung sofort auf den Magen schlägt. Sie haben Mühe, berufliche und persönliche Konflikte und psychische Disharmonien zu verarbeiten. Das bewirkt eine Fehlsteuerung und Überforderung des vegetativen Nervensystems. Durch einen direkten Draht, den Vagusnerv, ist der Magen mit dem Gehirn verbunden. Dadurch reagiert der Magen auf psychische und seelische Einflüsse mit Störungen aller Art.

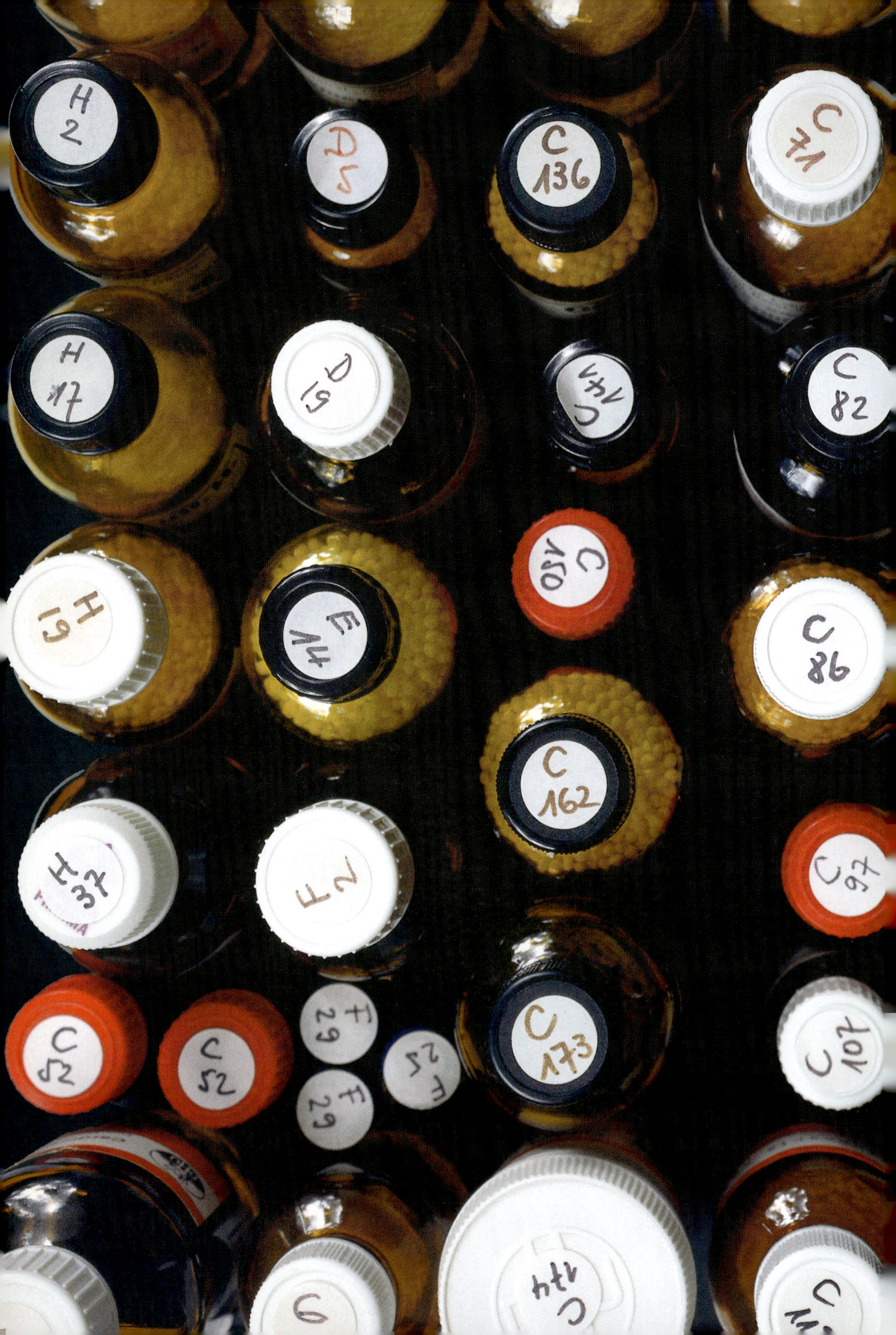
H 2
C 136
C 71
H 17
D 19
C 82
C 150
H 19
E 14
C 86
C 162
H 37
F 2
C 97
C 52
C 52
F 29
F 29
C 173
C 107
C 174

Bei seelisch bedingten Magenleiden führen Medikamente allein nicht zum Ziel. Eine Heilung wird sich erst dann einstellen, wenn es gelingt, das seelische Gleichgewicht wiederzufinden.

Oft ist ein Mangel an Bewegung an der Entstehung von Magenzuständen aller Art beteiligt. Schon der Arzt Celsus im alten Rom stellte fest: «Einen schwachen Magen haben die meisten Städter und fast alle Gelehrten.» Ein Mangel an körperlicher Betätigung führt zur Verkümmerung der glatten Eingeweidemuskeln und damit zu Untätigkeit und Schwächung des Magen-Darmtraktes. Die Speisen bleiben zu lange im schlaffen Magen liegen, was zu Gärungen und mangelhafter Verdauung führt.

Ernährung und Lebensweise

Da die Verträglichkeit gegenüber den verschiedenen Speisen individuell verschieden ist, lässt sich ein allgemein gültiges Diätschema kaum aufstellen. Die Nahrung soll nicht zu süss, zu salzig und zu sauer sein. Stark erhitzte Fette, Pommes-frites, Backwaren werden oft nicht gut vertragen. Bei einer zu hohen Zuckerkonzentration im Magen wird die normale Magensaftabsonderung gestört. Wichtig ist der Rat, weder zu heiss noch zu kalt zu essen und zu trinken und die Nahrung gut zu kauen und einzuspeicheln. Fünf kleine Mahlzeiten täglich sind für viele Magenpatienten bekömmlicher als drei grosse.

Zu empfehlen ist eine einfache Alltagskost mit genügend Ballaststoffen, die besonders in Obst, Gemüse und Vollkornprodukten enthalten sind.

Hausmittel

Heilerde   Ein bewährtes Mittel gegen Sodbrennen und Magenschleimhautentzündung ist die Heilerde. Überschüssige Säuren wer-

---

Homöopathische Mittel sind in Form von flüssigen Potenzen, Tabletten und Kügelchen (Globuli) in verschiedenen Verdünnungen in Apotheken erhältlich. Wer sich näher über das Wesen und die Grundzüge der Homöopathie informieren möchte, findet die entsprechende Literatur in jeder Buchhandlung.

den durch dieses Mittel neutralisiert und die Beschwerden lassen nach. 1 bis 2 Teelöffel Heilerde (erhältlich in Drogerie und Apotheke) in einem Glas lauwarmem Wasser verrühren und tagsüber in kleinen Schlucken trinken.

Kartoffelsaft Versuchen Sie einmal, dem Sodbrennen mit Kartoffelsaft abzuhelfen. Eine Kartoffel raffeln und auspressen, 1 Esslöffel des Saftes vor den Mahlzeiten mit Wasser verdünnt einnehmen.

Buttermilch, Molke Ein Glas Buttermilch oder reine Molke morgens vor dem Frühstück und abends vor dem Schlafengehen getrunken, hat schon vielen bei Magenbrennen geholfen.

Magentee Tausendguldenkraut, Kalmuswurz, Schafgarbe, Fenchel, Melissenblätter zu gleichen Teilen mischen, 1 Teelöffel pro Tasse Wasser heiss aufgiessen, hilft bei Magenstörungen aller Art, Blähungen, Appetitlosigkeit, Säurebeschwerden.

Homöopathische Heilmittel

Lycopodium D4-D6 Beschwerden unmittelbar nach den Mahlzeiten, aufgetriebener Bauch, Übersäuerung des Magens, Beengung in der Gürtelgegend, Verlangen nach Süssigkeiten.

Arsen D4-D6 Eines der wichtigsten Mittel bei Magenschleimhautentzündungen und nervösen Magenbeschwerden. Der Stuhl ist durchfällig, manchmal schleimig, blutig. Bei Fieber im Zusammenhang mit Magenerkrankung muss man zuerst an Arsen denken.

Nux vomica D4-D6 Hauptmittel bei Magenbrennen und Magenschleimhautentzündungen. Passt für Menschen mit sitzender Lebensweise, für reizbare, gallige Typen mit Neigung zu Verstopfung, Hämorrhoiden und saurem Aufstossen; verdorbener Magen durch übermässiges Essen oder durch Missbrauch von Alkohol, Tabak, Nikotin oder Medikamenten.

Belladonna D4-D6	Magen und Darm aufgetrieben, Verengung und Verkrampfung des Mageneingangs, Erbrechen von Schleim und Galle, Zusammenschnüren der Speiseröhre, meist verstopft; Besserung durch Wärme.
Carbo vegetabilis D4-D6	Eines der wirksamsten Mittel gegen Magenbrennen. Völlegefühl, Säure und Gasbildung des Magens, allgemeine Schwäche, Abneigung gegen Fett und Milch. Alkohol wird nicht ertragen. Hunger nachts, muss aufstehen und essen, Schlafsucht während dem Essen.
Pulsatilla D4-D6	Bitterer Mundgeschmack, Völlegefühl, häufiges Aufstossen, Geschmacksverlust, Abneigung und Unverträglichkeit gegen süsse und fette Speisen, weiss belegte Zunge, Übelkeit und Erbrechen.
Antimon crud. D6-D12	Verstopfung wechselt ab mit Durchfall, Appetitlosigkeit, Magenerschlaffung, Übelkeit, häufiges Erbrechen, Aufstossen, weiss belegte Zunge, Fettbauch, Fettsucht, Gicht, pustulöse Haut, Hautausschläge.

Migräne

Migräne ist ein anfallsweise auftretendes Kopfweh, das oft mit Übelkeit, Erbrechen und Sehstörungen einhergeht. Der Migräneanfall beginnt meist halbseitig und wechselt manchmal von einer Seite auf die andere.

Viele Frauen leiden besonders vor der Regel unter starken Kopfschmerzen und Migräneanfällen. Die Schmerzattacken dauern mindestens 3 bis 4 Stunden und können nicht selten 3 bis 4 Tage anhalten.

Viele Menschen reagieren bei Wetterwechsel (Föhn) mit einer Migräne oder andern schmerzhaften Störungen. Die Ursache ist wohl in einer allgemeinen Empfindlichkeit des vegetativen Nervensystems zu suchen. Seelenärzte haben herausgefunden, dass Migräne-Patienten ganz bestimmte Wesenszüge tragen. Sie sind ehrgeizig, haben einen pedantischen Ordnungssinn und wollen in allen Dingen perfekt sein. Ärger und Feindseligkeit fressen sie in sich hinein. Dies kann zu einer Blockade des Gefühlslebens führen. Die überreizten Nerven entladen sich eines Tages in einem Migräneanfall.

Ernährung und Lebensweise

Auslösende Faktoren von Migräneanfällen können bestimmte Nahrungsmittel sein wie Kaffee, Tee, Schokolade, Wurstwaren, fette Milchprodukte, Wein. Eine zweckmässige Ernährung besteht aus mässigen Eiweissmengen, Gemüsen, Salaten, Kartoffeln, Naturreis und Obst. Durch eine basenreiche Ernährung werden die Anfälle oft wesentlich gemildert.

Ein weiterer Auslöser von Migräneanfällen ist Stress. Der Betroffene muss üben, mit Stresssituationen besser umzugehen. Bei der Behandlung der Migräne dürfen wir uns nicht damit begnügen, den Anfall vorübergehend mit Schmerztabletten zu betäuben. Die symptomatische Behandlung mit schmerzstillenden Mitteln bringt keine Heilung, sondern nur Pillenabhängigkeit. Dazu gesellen sich bei Langzeitbehand-

Homöopathische Kügelchen. Die Homöopathie hat heute weltweit breite Anerkennung gefunden. Immer mehr Ärzte, Heilpraktiker oder gesundheitsbewusste Laien aller Kontinente kennen sich über sie aus. Doch beruht die homöopathische Ausbildung heute fast ausschliesslich auf privater Initiative.

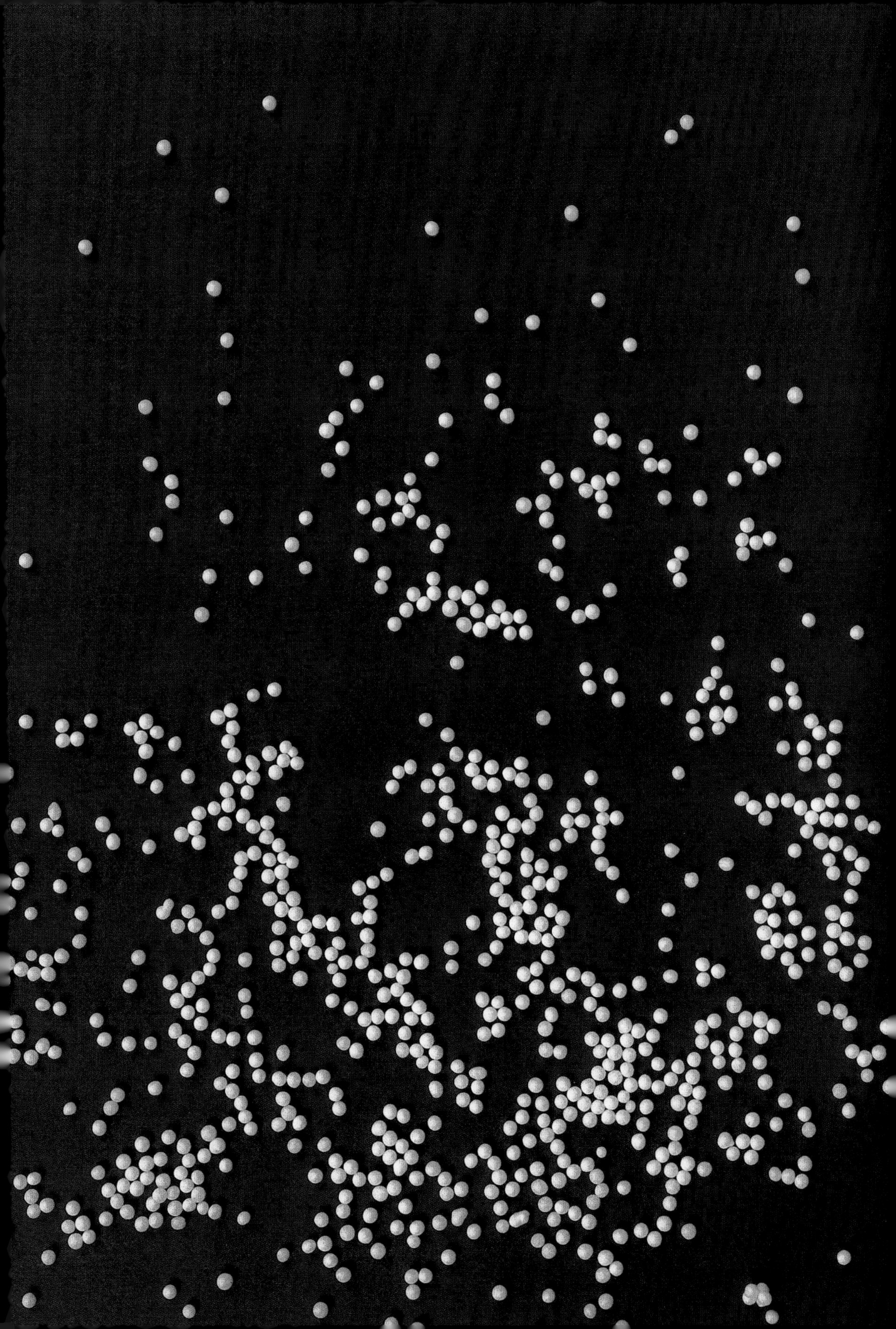

lung oft erhebliche Nebenwirkungen. Durch eine konstitutionelle Behandlung und durch eine Änderung in der Lebensweise wird man bald einen milderen Verlauf oder sogar eine völlige Heilung der Migräne erzielen.

Hausmittel

Wiesengeissbart, Weidenrinde

Der Wiesengeissbart (Spiraea ulmaria) gehört wie die Weidenrinde zu den salicylhaltigen Pflanzen. Die Einnahme eines Präparates aus den Blüten oder Wurzeln dieser Pflanzen dient zur Ausscheidung von Stoffwechselschlacken und wirkt schmerzstillend und entzündungshemmend bei Gicht, Rheuma und Migräne.

Mutterkraut

Ein wirksames Mittel zur Behandlung von Migräne ist das Mutterkraut (Tanacetum parthenium). Schon durch das Kauen von ein paar Blättchen dieses Krautes werden die Anfälle seltener und nehmen einen milderen Verlauf. Das einst als Herba matricaria offiziell bekannte Kraut stammt aus dem Orient, wird heute noch etwa in Gärten gezogen, von wo aus es nicht selten verwildert. Das Mutterkraut war einst ein beliebtes Frauenkraut bei Krämpfen und schmerzhafter Regel. Die Empfehlung, die Pflanze gegen Migräne anzuwenden, stammt aus England.

Rosmarin

Rosmarintee wird gerne als Tonikum zur Anregung des Kreislaufs und des Nervensystems eingesetzt. Niedriger Blutdruck wird durch die Pflanze günstig beeinflusst. Erschöpfte und Überarbeitete können durch Rosmarinpräparate wieder neue Kraft gewinnen. Durch die Einnahme des Mittels kann man bei Migräneanfällen leichter über die Runden kommen.

Homöopathische Mittel

Bei der Behandlung mit homöopathischen Arzneien ist es wichtig, dass die gewählten Mittel nicht nur während der Anfälle, sondern auch in der schmerzfreien Zeit regelmässig eingenommen werden. Dies stösst leider bei vielen Patienten auf Schwierigkeiten, da sie oft nicht mehr zu bewegen sind, die Mittel weiter einzunehmen, wenn ihnen nichts mehr fehlt.

Iris versicolor D2-D3 Die Iris-Migräne tritt nach körperlichen und geistigen Belastungen auf, oft an Ruhetagen, beispielsweise jeden Sonntag. Das Mittel ist besonders hilfreich, wenn Sodbrennen, Unbehagen im Magen, Durchfall und Erbrechen die Migräne begleiten.

Gelsemium D4-D5 Heftige, zum Sich-Niederlegen zwingende Schmerzen, besonders rechtsseitig; Besserung durch frische Luft und reichlichen Wasserabgang. Der Gelsemium-Patient ist schwach, fröstelt leicht und hat keinen Durst.

Spigelia D4-D5 Bewährt sich bei auf rheumatischer Grundlage entstandener Migräne. Die Schmerzen ziehen vom Hinterkopf über den Kopf und setzen sich über dem linken Auge fest. Verschlimmerung durch Geräusche, Bewegung, Wetterwechsel und kalte Luft. Besserung durch Liegen und Ruhe. Augenbeschwerden während der Migräne weisen deutlich auf Spigelia hin.

Sanguinaria D3-D6 Rein nervöse Kopfschmerzen; ungemein heftige, zum Sich-Niederlegen zwingende Kopfschmerzen. Der Schmerz beginnt im Hinterkopf, zieht sich über den Kopf und setzt sich oft an einem kleinen Fleck über dem rechten Auge fest. Dieses Auge ist gerötet und schmerzt. Der Schmerz wird oft von Übelkeit, Erbrechen und Schwindel begleitet.

Cyclamen D3-D4 Halbseitige Kopfschmerzen mit Sehstörungen, besonders zur Regelzeit, mit Magenübersäuerung und Erbrechen. Die Schmerzen beginnen morgens beim Aufstehen. Das Mittel kupiert die Bereitschaft zu Migräneanfällen und reguliert die Menstruationsblutungen.

Nasen- und Nebenhöhlenkatarrh

Der gewöhnliche Schnupfen ist eine Virus-Infektion der Nasenschleimhäute, die durch Husten und Niesen auf andere Personen übertragen wird. Wie bei anderen Infektionskrankheiten der Atmungsorgane, Husten, Heiserkeit, Grippe, muss man zu Schnupfen disponiert sein. Ein wirklich gesunder Mensch verfügt über genügend Abwehrkräfte, sodass weder Viren noch Bakterien eine Chance haben.

Neben diesen übertragbaren Schnupfen kann ein Nasenkatarrh auch durch Allergie gegenüber Hausstaub, Tierhaaren, Blütenpollen (Heuschnupfen) oder durch verpestete Atemluft, Abgase und Umweltbelastungen verursacht werden.

Die weit verbreitete Ansicht, dass ein Schnupfen ohne Behandlung eine Woche dauert und mit Behandlung sieben Tage, können wir nicht teilen. Wer beim ersten Nasenkribbeln und Kratzen im Hals – damit fängt es gewöhnlich an – sofort einfache Hausmittel anwendet, kann die Infektion zwar nicht immer ganz verhindern, wird aber zu seinem Erstaunen feststellen, dass der Schnupfen nicht wie gewohnt eine Woche, sondern nur 2 bis 3 Tage dauert. Wer aber gleich desinfizierende Nasensprays anwendet, um die Infektion zu kupieren, kann sich aus einem harmlosen Schnupfen einen langwierigen Nebenhöhlenkatarrh und andere Komplikationen einhandeln. Durch dauerndes Unterdrücken eines Nasenkatarrhs kann sich die Entzündung auf Rachen, Kehlkopf oder Mittelohr ausdehnen.

Hausmittel

Thymian, Rosmarin, Essig

Heisse Dämpfe bei Nasenkatarrh und Entzündungen der Atmungsorgane gehörten zu den Praktiken der Kneippschen Kurierkunst. Sie sind sehr wirksam und leicht anzuwenden. Ein Kopfdampfbad hilft bei Katarrhen der Kiefer- und Stirnhöhle, bei chronischem und akutem Schnupfen, Bronchitis oder Grippe im Anfangsstadium. Übergiessen Sie 2 Teelöffel

Homöopathische Tabletten. Durch die sanften Reize der richtig gewählten homöopathischen Mittel werden im Organismus Kräfte zur Selbstheilung angeregt. Gerade die feinstofflichen Einflüsse der richtg gewählten Mittel vermögen bis zu den Körperzellen vorzudringen.

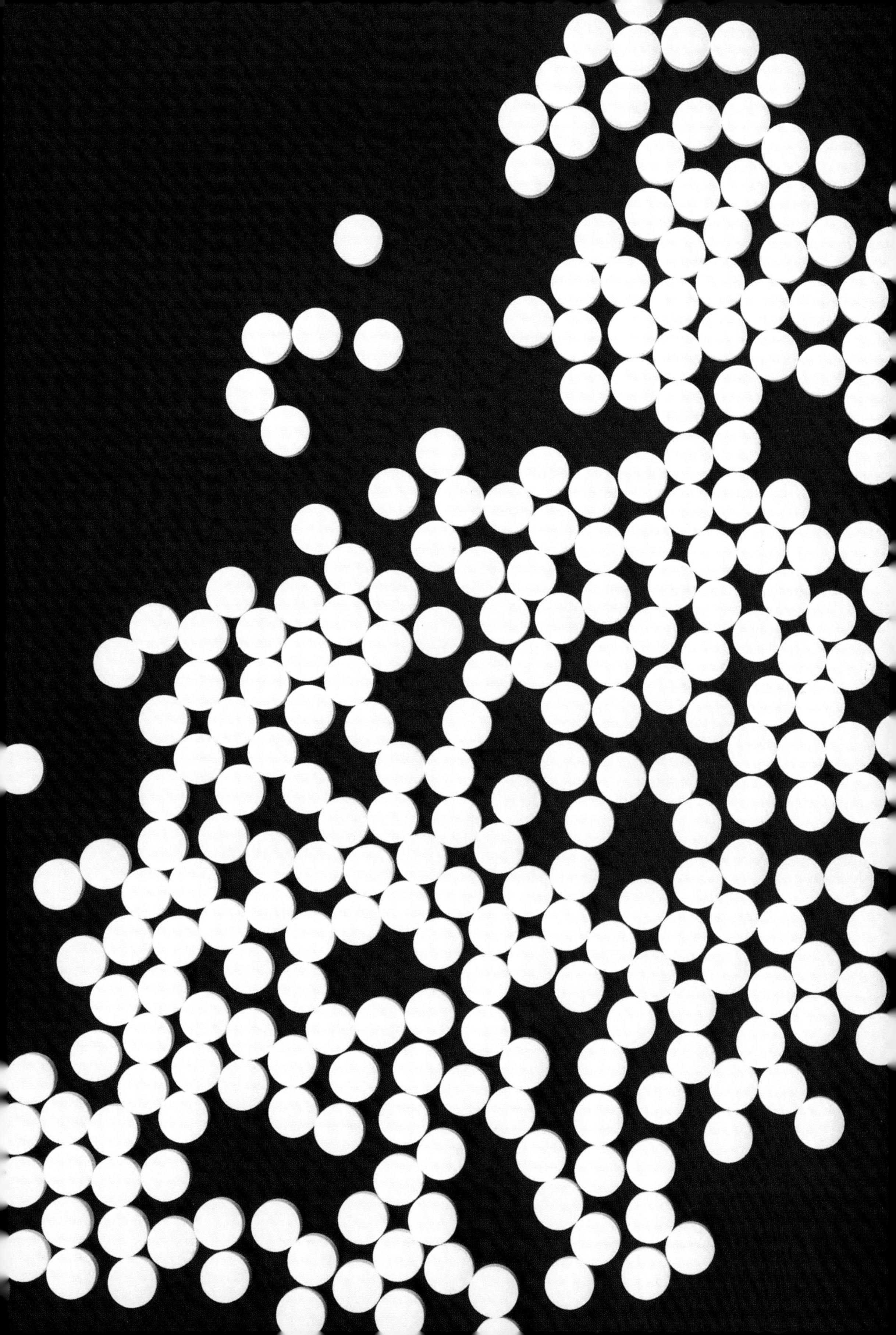

Thymian und 2 Teelöffel Rosmarienblätter mit einem halben Liter kochendem Wasser und inhalieren Sie die aufsteigenden Dämpfe unter einem Tuch fünf bis zehn Minuten lang. Wenn keine Kräuter vorhanden sind, kann man dem siedenden Wasser etwas Essig zufügen.

Butter Bei akutem Schnupfen gibt man in jedes Nasenloch ein erbsengrosses Stück Butter, zieht es langsam hinauf und massiert die Nasenflügel mit Daumen und Zeigefinger. Wenn man diese einfache Behandlung gleich zu Beginn des Schnupfens macht, ist dieser in kurzer Zeit verschwunden. Die in der Butter enthaltenen Milchsäurebakterien vernichten die Schnupfenviren.

Queckenwurzel 1 Teelöffel Queckenwurzeln mit einer Tasse Wasser kalt ansetzen, 2 Stunden ziehen lassen und tagsüber trinken. Dies ist ein probates Mittel bei Nasen- und Stirnhöhlenkatarrh.

Nasser Wolltuchwickel Bei Nasen- und Rachenkatarrh, Halsentzündungen, Angina abends beim Zubettgehen den Hals mit einem nassen Wolltuch umwickeln, darüber ein trockenes Tuch legen. Dieser Wickel schlägt einen beginnenden Katarrh oft schon über Nacht in die Flucht.

Homöopathische Mittel

Aconitum D4-D6 Bei akutem Schnupfen mit wenig wässerigem Schleim, viel Niesen, trockener Schleimhaut; bei Schnupfen, der durch trockenen, kalten Wind entstanden ist.

Allium cepa D4-D6 Frischer Schnupfen mit häufigem Niesen, übermässige, wässerige Absonderung der Nase; Besserung in frischer Luft.

Euphrasia D2-D4 Fliessschnupfen mit reichlicher, aber milder Absonderung von Schleim und Tränenfluss, Augenbindehautentzündung.

Arsen D4-D6 Brennender, wundmachender Schnupfen, Röte und Wundheit der Nasenlöcher; Brennen in den Augen, mit Tränenfluss, Ödeme um die Augen herum; besser durch warme Anwendungen und warme Getränke, Verschlimmerung durch Kälte.

Pulsatilla D4-D6 Fliess- und Stockschnupfen mit dickem, gelbem, oft übelriechendem Schleim, Geruchsverlust; besser durch frische Luft.

Silicea D6-D12-D30 Ist bei Eiteransammlungen in Stirn- und Nebenhöhlen oft das Spezifikum. Leichtes Schwitzen, übelriechende Absonderungen, die zu Krustenbildung neigen; chronischer Kehlkopf- und Rachenkatarrh; Erkältungen durch kalte Füsse; passt für fröstelnde Menschen mit starker Erkältungsneigung.

Sulfur D6-D12-D30 Verstopfung der Nase, grosse Trockenheit; brennender, wundmachender Schnupfen, Nase geschwollen und geschwürig, wunde Nasenlöcher; dicke, gelbliche Absonderung von üblem Geruch; bei Rachen-, Kehlkopf- und Bronchialkatarrh.

Nervenschwäche

Unter Nervenschwäche oder Nervosität leiden in unserer hektischen Zeit junge und alte Menschen. Ärger, Spannungen in der Familie, Stress im Beruf strapazieren unsere Nerven. Wenn die innere Ruhe und Ausgeglichenheit verloren geht, reagiert unser Körper mit Symptomen wie Magen- und Darmstörungen, Schlaflosigkeit, übermässigem Schwitzen, Herzklopfen, Ruhelosigkeit und Angstzuständen. Beim modernen Menschen setzt sich immer mehr der Trend durch, Konfliktsituationen wie Wut, Ärger, Sorgen, Trauer zu unterdrücken und still in sich hineinzufressen. Für das vegetative Nervensystem wirken sich solche nicht ausgelebten Affekte nachteilig aus.

Es versteht sich von selbst, dass bei der Behandlung von Nervosität in erster Linie eine vernünftige Lebensweise beachtet werden muss. Ein Nervöser oder Neurastheniker, der körperliche und geistige Überanstrengungen, Schlafbrechen, viel Kaffee- und Alkoholgenuss, sexuelle Exzesse und so weiter nicht meiden kann oder will, wird sein Leiden niemals los werden.

Versuchen Sie in Ihren Tagesablauf ein ruhiges, gezügeltes Tempo zu bringen und achten Sie auf die Einhaltung eines wirklichen Feierabends, an dem Sie keinesfalls mehr arbeiten. Stattdessen wäre ein kleiner, nicht anstrengender Spaziergang zu empfehlen. Wenn es möglich ist, spannen Sie für einige Wochen von jeglicher Arbeit aus. Das ist das beste Mittel, um sich gründlich zu erholen und zu stärken. Glücklich ist, wer zur rechten Zeit die Notbremse zieht und sich aus dem Tanz ums Goldene Kalb verabschiedet. Wem das gelingt, wird kaum nervös werden oder seine bisherige Nervosität verlieren.

Es ist nicht ratsam, bei Nervosität, Spannungen und Ängsten sofort zu stark wirkenden Beruhigungsmitteln zu greifen. Die sogenannten Tranquilizer eignen sich nicht zum Dauergebrauch, weil sie mit der Zeit erhebliche Nebenwirkungen verursachen können und zu Sucht führen. Versuchen Sie, die

Nerven auf natürliche Weise zu besänftigen. Vergessen Sie nicht die Arzneikräuter unserer Wiesen und Wälder. Hier finden Sie echte Beruhigungsmittel in Hülle und Fülle. Da ist vor allem der Baldrian, der Hopfen, die Melisse und das Johanniskraut. Aber auch Schafgarbe, Heidekraut, Dost und Beifuss können uns wertvolle Dienste leisten. Wer durch Beruhigungs- und Schlafmittelmissbrauch verwöhnt ist, braucht etwas Geduld, denn sie wirken nicht schlagartig, sondern brauchen Zeit, um das Nervensystem zu regenerieren.

Hausmittel

Rosmarin, Thymian, Lavendel, Baldrian

Ein gutes Mittel, wenn man erschöpft, gestresst und gereizt von der Arbeit nach Hause kommt, ist ein warmes Vollbad. Dabei können Sie ein oder zwei Gläser Wasser oder Nerventee trinken. Sie werden nach einem solchen Bad bemerken, dass Sie in einer viel besseren Körper- und Geistesverfassung sind. Man ist gelöst, entspannt, gekräftigt. Als Badezusätze eignen sich besonders Rosmarin, Thymian, Lavendel und Baldrian.

Föhren-, Fichten-, Wacholderreisig

Zur Stärkung der Nerven und um sich einen ruhigen, erholsamen Schlaf zu verschaffen, eignen sich Bäder mit Zusatz von Föhren-, Fichten- oder Wacholderreisig. Die Zweige werden fein geschnitten und mit 2 bis 3 Liter Wasser 10 Minuten lang gekocht und der Absud dem Bad zugesetzt.

Nerventee 1

30 Gramm Melissenblätter (Melissae foliae conc), 20 Gramm Schafgarbenblüten (Millefolii flos conc), 20 Gramm Pfefferminzblätter (Mentae herba conc), 30 Gramm Rosmarin (Rosmarinin Fol. conc), 20 Gramm Lavendelblüten (Lavendulae flos conc) mischen, 1 Teelöffel in einer Tasse Wasser heiss aufgiessen, 10 Minuten ziehen lassen und tagsüber trinken bei Nervenschwäche, Nervosität, Reizbarkeit, Schlafstörungen.

Nerventee 2	30 Gramm Johanniskraut (Hyperici herba conc), 30 Gramm Heidekraut (Callunae herba conc), 20 Gramm Nelkenwurz (Gei urbani rad. conc), 20 Gramm Baldrianwurzel (Valerianae rad conc), 20 Gramm Beifusskraut (Artemisiae herba conc) mischen, morgens 1 Teelöffel mit einer Tasse Wasser kalt ansetzen, abends abseihen und trinken zur Stärkung der Nerven bei Schlaflosigkeit.
Rosmarin	Diese Gewürz- und Arzneipflanze dient als Tonikum bei körperlichen und geistigen Erschöpfungszuständen. Rosmarin wirkt anregend und belebend auf den Kreislauf und das Nervensystem. Auch bei niedrigem Blutdruck ist die Pflanze sehr gut geeignet. Anwendung: 1 Teelöffel der geschnittenen Blätter auf 1 Tasse Wasser, 2 Tassen täglich trinken. Einen beruhigenden, belebenden Einfluss bei Nervösen und Stressgeplagten haben Rosmarinbäder. 50 Gramm Rosmarinblätter in einem halben Liter Wasser kurz aufkochen und den Auszug einem Vollbad zusetzen.

Homöopathische Mittel

Kalium phosphoricum D6-D12	Passt bei fast allen Krankheiten des Nervensystems wie Neurasthenie, nervösen Verdauungsstörungen, nervösem Asthma, allgemeiner Schwäche und Erschöpfung, Schlaflosigkeit.
Argentum nitricum D6-D12	Ausgeprägte Wirkung auf das Nervensystem, Schlaf unruhig mit schrecklichen Träumen; Zittern in den Gliedern, ängstlich, impulsiv, getrieben von einer fieberhaften Hast; bei Aufregungen sofort Durchfälle; die Patientin kann sich nicht in Räumen aufhalten, wo viele Menschen sind.
China D4-D6	Erschöpfung nach schweren Krankheiten, verzögerte Rekonvaleszenz, Müdigkeit nach Blut- und Säfteverlusten.

Cocculus D4-D6 — Ausgesprochenes Nervenmittel, das überall in Frage kommt, wo das seelische und körperliche Gleichgewicht gestört ist, sei es durch Schreck, schlaflose Nächte, geistige und körperliche oder sexuelle Überanstrengungen.

Chamomilla D4-D6 — Gereizte, verdriessliche Stimmung; Darmkrämpfe, besonders nach Ärger; aufgetriebener Leib; passt für launenhafte, schwer zu behandelnde Kinder, die nachts schreien und nicht untersucht werden wollen. Nächtliches Aufschrecken (Kali bromatum D6).

Magnesium phosphoricum D6-D12 — Ständiges Jammern über Schmerzen, Melancholie. Der Kranke will ständig von seinen Schmerzen reden. Gehirnmüdigkeit, Schulkopfschmerz (Calcium phosphoricum), krampfartige Schmerzen.

Phosphor D6-D12-D30 — Ist eines der am häufigsten angewandten Mittel bei der Behandlung von Nervenschwäche und Neurasthenie. Allgemeine Schwäche, Apathie. Patient kann sich keinen Augenblick ruhig halten, hat Angst wegen Krankheit, ist übermässig erregbar, ermattet rasch und neigt zu plötzlichen Schwächezuständen. Nervöse Unruhe und Unbehaglichkeit. Überempfindlich gegen Geräusche, Licht und Gerüche.

Zincum D10-D12 — Was Eisen für das Blut ist Zincum für die Nerven; passt für ausgesprochen depressive Menschen. Der Zincum-Patient ist traurig, missmutig, müde.

Neuralgie

Als Neuralgie bezeichnet man Schmerzzustände der Empfindungsnerven. Sie sind von rheumatischen Erkrankungen oft schwer abzugrenzen. An Neuralgie Leidende sind gewöhnlich sensible, mit einem empfindlichen Nervensystem ausgestattete Personen. Bei der Entstehung von Neuralgien wirken fast immer mehrere Ursachen zusammen: Erkältungen, Zugluft, Herdinfektionen, mechanische Druckwirkungen, Überanstrengungen, Magen- und Darmstörungen. Aber auch organische Erkrankungen verschiedener Art: Verletzungen, Bandscheibenschäden oder chronisch-entzündliche Prozesse.

Weit verbreitet ist die Neuralgie der Gesichtsnerven (Trigeminus-Neuralgie). Der Trigeminus-Nerv hat drei Äste, der obere führt zur Stirne, der mittlere zum Oberkiefer und der untere zum Unterkiefer. Die Schmerzen sind oft sehr heftig schneidend, schiessend oder bohrend. Anfällig für neuralgische Schmerzen sind die Oberarmnerven und der Ischiasnerv, der sich von der unteren Wirbelsäule beinabwärts zieht. In vielen Fällen ist der Auslöser des Schmerzes eine Veränderung der Bandscheiben, die auf den Ischiasnerv drückt. Besonders schwer zu beseitigen sind Neuralgien, die nach einer Gürtelrose zurückbleiben.

Behandlung

Am meisten Aussicht auf Erfolg hat eine ursächliche Behandlung. Man fahndet nach kranken Zähnen, Nebenhöhlenerkrankungen, chronisch eitrigen Mandeln. Die meisten Neuralgien werden durch Wärme, besonders durch feuchtwarme Umschläge, gebessert.

Nervenentzündungen können auch durch einseitige Ernährung entstehen, besonders durch einen Mangel an Vitamin B1. Dieser Lebensstoff ist in Vollgetreide, Kleie, Vollreis, Linsen, Mandeln enthalten, fehlt aber in Weissmehlprodukten und weissem Zucker vollständig. Deshalb sind Menschen, die eine besondere Vorliebe für Süssigkeiten, Kuchen und Gebäck haben, oft Kandidaten von Nervenentzündungen aller Art.

Hausmittel

Holunder	Sehr gelobt bei Neuralgien, besonders bei Trigeminus-Neuralgie und Ischias, wird der Holunderbeersaft. Man gibt ca. 30 Gramm des frisch ausgepressten Saftes in etwas Portwein oder Malaga. Frische Fälle von Neuralgie heilen durch Einnahme dieses Mittels manchmal schon nach 1 bis 2 Stunden, ältere benötigen 3 bis 4 Tage.
Königskerzenöl	Königskerzenöl wirkt innerlich und äusserlich lindernd und heilend bei Neuralgien aller Art, besonders bei Zahn- und Gesichtsneuralgien nach Erkältungen. Eine Weithalsflasche wird mit frischen Blüten der Königskerze gefüllt, mit Olivenöl übergossen, 2 bis 3 Wochen an die Sonne gestellt und abgepresst. Von diesem Öl nimmt man täglich 3- bis 5-mal 10 bis 15 Tropfen und reibt sie äusserlich leicht ein.
Wintergrünöl, Wiesengeissbart	Ein bewährtes Mittel, das selbst bei heftigen Nervenschmerzen oft augenblickliche Hilfe bringt, ist das Wintergrünöl (Oleum gaultheriae), erhältlich in Apotheken. Innerlich gibt man in akuten Fällen alle 1 bis 2 Stunden 3 bis 4 Tropfen in etwas Wasser. Äusserlich wird das Öl mehrmals täglich sanft eingerieben. Von ähnlicher Wirkung ist eine Tinktur aus den Blüten des Wiesengeissbartes, den wir an Bächen, Teichen und Waldgräben häufig antreffen. Beide Präparate enthalten den Wirkstoff Methylsalicylat.
Senfpulver	Bei Trigeminus-Neuralgie gibt man Senfpulver in eine Schale, fügt nach und nach Wasser bei, sodass ein dichter Brei entsteht. Diesen streicht man ins Gesicht und lässt ihn 20 Minuten einwirken. Diese Prozedur wird täglich wiederholt, bis der Schmerz weg ist.

Rosskastanie — Schälen Sie Rosskastanien, raffeln Sie die Kastanien auf einer feinen Reibe oder mit einer Küchenmaschine. Füllen Sie das Mehl in ein Baumwollsäckchen und legen Sie es auf die schmerzhafte Stelle.

Homöopathische Mittel

Aconitum D4-D6 — Wenn neuralgische Schmerzen durch kalte, trockene Luft verursacht werden. Brennende, stechende Schmerzen, ängstliche Unruhe, Verschlimmerung durch Wärme und nachts.

Belladonna D4-D6 — Neuralgien, besonders Trigeminus-Neuralgie. Dabei können alle drei Äste des Gesichtsnervs befallen sein. Blutandrang nach dem Kopf, Gesichtsröte, Überempfindlichkeit aller Sinne, durch Berühren und Einreiben schlimmer; Besserung durch Kälte.

Arsen D5 — Brennende Schmerzen wie von glühenden Nadeln, schlimmer nachts, begleitet von Angst und Unruhe. Namentlich bei den in der Nacht tobenden Zahn- und Gesichtsschmerzen wirkt Arsen so wohltätig, dass die Kranken meinen, sie hätten ein starkes Schmerzmittel erhalten.

Colocynthis D4 — Besonders wirksam bei Ischias- und Trigeminus-Neuralgie. Gesicht geschwollen, oft Taubheitsgefühl der befallenen Körperteile, Besserung durch Druck und Wärme, schlimmer durch Bewegung und nachts.

Thuja D4-D6 — Plötzlich auftretende Kopf- und Gesichtsschmerzen nach Erkältungen. Patient muss den Kopf warm halten, um sich Linderung zu verschaffen; passt für frostige Menschen mit Neigung zu Rheumatismus.

Gelsemium D4-D6 — Krampfartiges Zucken und Zittern, stechende, schiessende Schmerzen, Schwäche und Lähmungsgefühle in den Muskeln, Lähmung der Gesichtsmuskeln (Facialis).

Spigelia D4-D6	Die Schmerzen beginnen oft im Hinterkopf, ziehen über den Kopf nach vorn und setzen sich über dem linken Auge fest oder gehen in die Backenknochen hinein. Wirksam bei Neuralgien des linken Armes.
Silicea D6-D12	Schmerzen vom Hinterkopf zum Gesicht, warm einhüllen bessert, ebenso feucht-warme Umschläge, Verschlimmerung abends und nachts; passt für frostige Naturen. Bewährt selbst bei alten, hartnäckigen Fällen.
Rhus toxicodendron D4-D6	Neuralgie und Rheuma nach Überanstrengungen; Gefühl in den Gliedern wie gelähmt, Schmerzen auf der linken Gesichtsseite. Bei Ischias werden die Schmerzen durch fortgesetzte Bewegung besser.
Bryonia D4-D6	Brennende, stechende Schmerzen, die sich durch Bewegung verschlimmern; Gelenke geschwollen; passt für ärgerliche, reizbare Patienten.

Neurodermitis ➤ Hautkrankheiten

Hervorstechendes Symptom dieser verbreiteten Hautkrankheit ist der starke, oft unerträgliche Juckreiz. Der Hautausschlag kann an begrenzten Stellen, an Ellbogenbeugen oder am Kopf auftreten. Er kann sich aber auch über den ganzen Körper ausbreiten. Von diesem Leiden werden oft schon Kleinkinder befallen. Der Juckreiz quält solche Kinder oft Tag und Nacht und bringt Mütter und Väter oft zur Verzweiflung.

Diesem Hautleiden liegt oft eine erblich bedingte Stoffwechselstörung zugrunde. Dem an Neurodermitis erkrankten Kinde fehlt offenbar die Fähigkeit, belastende Stoffwechselprodukte auf dem Verdauungswege auszuscheiden, weshalb sie eine Ableitung über die Haut anstreben. Bei der Behandlung der Neurodermitis muss man den Zusammenhang mit den Nerven berücksichtigen. Die aus dem Altgriechischen entnommenen Wortelemente: neuro = Nerven, derma = Haut und -itis = Entzündung, deuten auf ein Hautproblem hin, das eine nervliche Beteiligung hat.

Salben. Seit Jahren stellen wir Salben aus auserwählten, teils heute noch bekannten, teils in Vergessenheit geratenen Kräutern her. Als Grundlage verwenden wir hochwertige Fette, kalt gepresstes Olivenöl und Bienenwachs. Diese Stoffe werden zusammen mit den Kräutern erwärmt, abgepresst und noch warm in Dosen gefüllt. Durch besondere Verfahren sind die Salben ohne Konservierungsmittel über 1 Jahr lang haltbar.

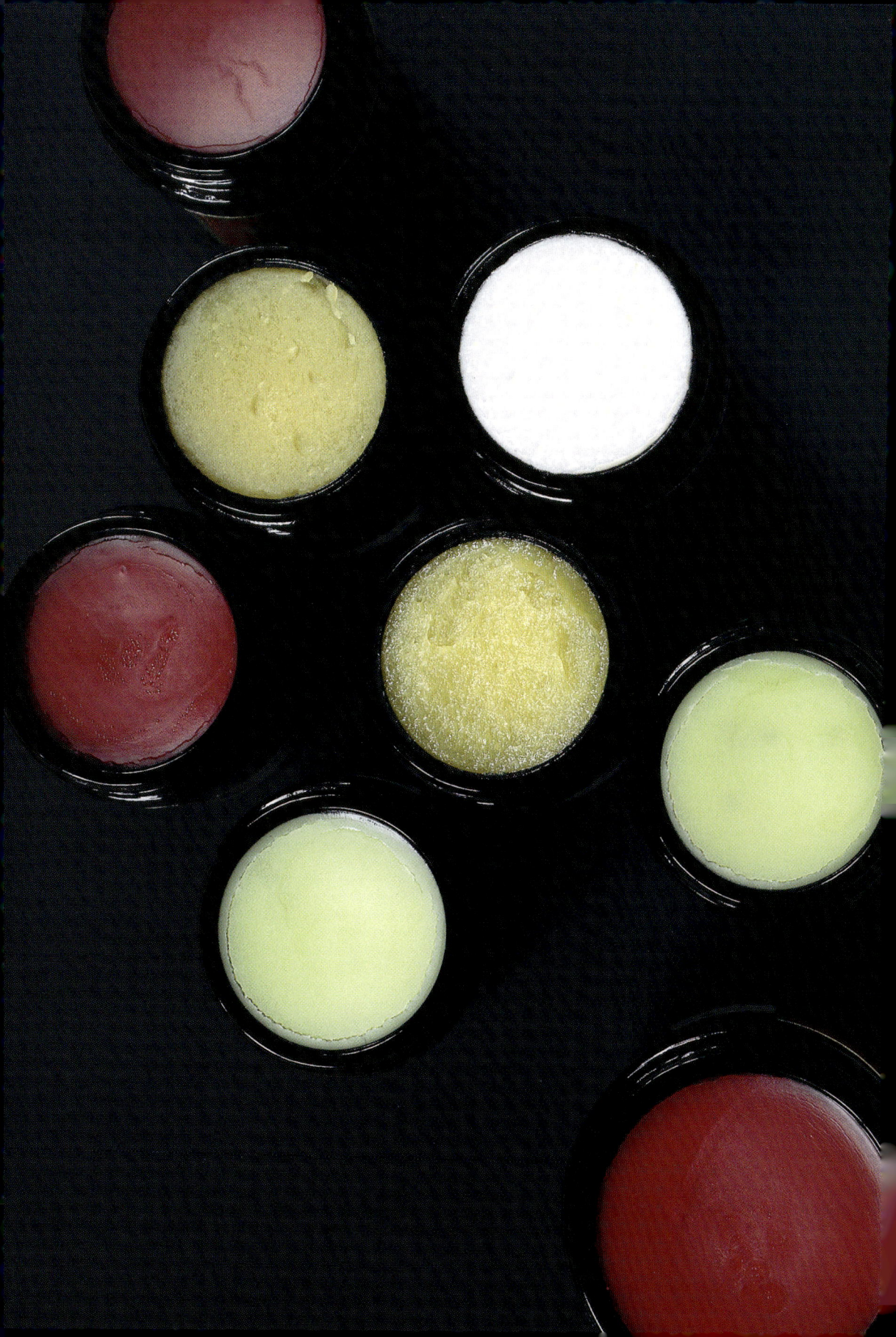

Niedriger Blutdruck (Hypotonie)

Im Gegensatz zum Bluthochdruck gilt der niedrige Blutdruck als nicht gefährlich. Weit verbreitet ist die Meinung, ein niedriger Blutdruck sei sogar gesund und man könne damit steinalt werden. Dabei haben Hypotoniker jedoch nach neueren Erkenntnissen eine kürzere Lebenserwartung als manche Hochdruckpatienten.

Obwohl Hypotoniker sich nicht richtig krank fühlen, sind sie auch nicht richtig fit und gesund. Sie fühlen sich müde und schlapp, sie haben keine Lust zur Arbeit, klagen häufig über kalte Hände und Füsse. Nach dem Schlaf fühlen sie sich benommen und schlecht gelaunt, das Aufstehen bereitet ihnen Mühe und wird oft von Schwindel begleitet.

Der Unterdruck führt namentlich bei älteren Menschen zu Verkalkung der Blutgefässe. Das Gehirn leidet unter dieser Mangeldurchblutung. Durch ungenügende Versorgung des Gehirns mit Sauerstoff kann es zu geistiger Verwirrung, Gleichgewichtsstörungen, im Extremfall aber auch zu einem Schlaganfall kommen. In den meisten Fällen ist niedriger Blutdruck anlagebedingt. Schwächliche, schmalwüchsige Menschen mit schlaffer Haut leiden häufiger an Hypotonie.

Oft ist der Unterdruck eine Folge von allgemeiner Herz- und Kreislaufschwäche oder von nervöser Erschöpfung nach schwächenden Krankheiten. Menschen, die viel stehen oder sitzen, haben häufiger einen niedrigen Blutdruck. Denn stehende und sitzende Tätigkeiten lassen das Blut in den Beinvenen versacken, was zu Kreislauftiefs führen kann.

Hausmittel

Bewegung Bevor man zu Medikamenten greift, sollte man es mit einfachen, natürlichen Massnahmen versuchen: regelmässige körperliche Betätigung, zügiges Gehen, Gymnastik, bilden die Grundlage der Selbstbehandlung.

Wechselduschen	Sehr wirksam sind Wechselduschen: Den Körper fünf Minuten mit angenehm warmem Wasser abbrausen. Dann folgt ein wenige Sekunden dauernder kalter Guss. Diesen Vorgang 2- bis 3-mal wiederholen und mit einem kalten Guss beenden.
Kräutertee	20 Gramm Rosmarin, 10 Gramm Mistel, 20 Gramm Schafgarbe, 10 Gramm Weissdornblüten und -blätter, 10 Gramm Zinnkraut mischen, 1 Teelöffel der Mischung pro Tasse mit siedendem Wasser übergiessen, täglich 2 bis 3 Tassen trinken.
Stärkungswein	10 Gramm Enzianwurzel, 20 Gramm Meisterwurz, 20 Gramm Angelikawurz, 20 Gramm Schafgarben, 20 Gramm Rosmarin mit einem Liter Malaga übergiessen, 8 Tage stehen lassen, dann abpressen und filtrieren, täglich vor dem Mittagessen 1 Likörglas voll trinken bei allgemeiner Schwäche, Herz- und Kreislaufstörungen, Blutdruckabfall.

Homöopathische Mittel

Crataegus 0	Die Tinktur aus den Blüten des Weissdorns, in Verbindung mit aktiver Bewegung, fördert die Herzkraft und die Pumpleistung des Herzens. Der Weissdorn stärkt den Herzmuskel und die Herznerven und stimuliert den ganzen Kreislauf. Nach längerer Einnahme der Tinktur (4 bis 6 Wochen) fühlt man sich frischer und leistungsfähiger. Nebenwirkungen sind auch bei längerer Einnahme nicht zu befürchten. Dosierung: 3-mal täglich 20 bis 25 Tropfen in etwas Wasser.
Gelsemium D4-D6	Allgemeine Schwäche, Blutandrang zum Kopf, Zittern, Nackenkopfschmerzen, Kopfschmerz mit Sehstörungen, Gefühl von Herzstillstand, Schläfrigkeit und Apathie, Puls schwach und langsam, durch Bewegung sehr beschleunigt, Zerschlagenheitsgefühl. Patient wacht nachts auf mit Herzbeschwerden.
Lycopodium D4-D30	Bei Hypotonie häufig angezeigt. Lebermittel, passt bei chronischen Leiden, die zu Abmagerung führen. Aufbrausen, zor-

nig, erträgt keinen Widerspruch, oft traurig und verzagt; es fehlt an Glauben, gesund zu werden, empfindlich gegen Kälte.

China D4 — Hypotonie infolge von Blut- und Säfteverlusten. Menschen geschwächt nach schweren Krankheiten. Neigung zu Hitze- und Schweisswallungen, heisses Gesicht bei kalten Händen und Füssen, Neigung zu Blutungen, appetitlos, mutlos, niedergeschlagen.

Veratrum D4-D6 — Rascher, kaum fühlbarer Puls, blasse, kalte Finger, Kältegefühl am ganzen Körper, kalter Stirnschweiss, Neigung zu Ohnmachten, Durchfälle. Anwendung in der Rekonvaleszenz nach schweren Krankheiten.

Acidum phosphoricum D4-D6 — Grosse Schwäche und Erschöpfung des Körpers und des Geistes, Teilnahmslosigkeit, Schlummersucht, nachts schlaflos, Kreuz- und Rückenschmerzen, Kopfmüdigkeit, Kopfweh, Schwindel, Unsicherheit beim Gehen.

Nierenentzündung

Eine Nierenentzündung entsteht häufig im Anschluss an eine Infektionskrankheit wie Angina, Diphterie oder Typhus. Sie kann von kranken Zahnwurzeln oder andern Eiterherden ausgehen, die ihre Krankheitskeime in die Blutbahn abgeben. Auch Erkältungen und kalte Füsse können die Ursache einer Nierenentzündung sein.

Die Krankheit beginnt mit allgemeiner Müdigkeit, Schmerzen im Rücken und Temperaturanstieg. Das Gesicht ist etwas gedunsen und die Augenlider schwellen an. Durch verminderte Ausscheidung der Harnsäure kommt es zu wassersüchtigen Anschwellungen der Glieder und des Unterbauches. Der Blutdruck ist oft erhöht, wodurch das Herz belastet wird. Der spärliche Urin ist trüb und enthält oft Eiweiss und manchmal rote Blutkörperchen.

Durch unsachgemässe Behandlung der akuten Form kann sich eine chronische Nierenentzündung entwickeln. Wer dauernd isst wie ein Schwerarbeiter, sich dabei wenig Bewegung verschafft, übermässig grosse Mengen Alkohol konsumiert, alle Speisen zu stark salzt, muss sich nicht wundern, wenn die Nieren eines Tages ihren Dienst versagen und die Diagnose Nierenschrumpfung gestellt wird. Keine ärztliche Kunst wird dann imstande sein, die zerstörten Nierengewebe wiederherzustellen. Der Filtrierapparat ist und bleibt kaputt. Die Nieren sind nicht mehr in der Lage, die Giftstoffe auszuscheiden, sodass es zu Nierenvergiftung kommt. Der Patient kann dann nur noch durch regelmässige Dialyse (Blutwäsche) oder später durch eine Spenderniere am Leben erhalten werden.

Bei der Behandlung einer Nierenentzündung müssen wir darauf hinzielen, die Nieren zu entlasten, indem wir die Funktionen der übrigen Ausscheidungsorgane wie Dickdarm, Leber und Haut aktivieren. Es leuchtet ein, dass eine chronische Verstopfung eine Belastung für Nieren und Leber bedeutet, indem ihnen vermehrt Darmgifte zugeführt werden. Ein wichtiges Ausscheidungsorgan ist die Haut. Eine mangelhafte Hautausscheidung bedeutet eine Mehrbelastung für die Nieren. Durch aufsteigende Vollbäder und Trinken von Lindenblüten- oder Holunderblütentee kann die Hauttätigkeit gefördert und den Nieren ein Teil ihrer Ausscheidungsarbeit abgenommen werden.

Ernährung und Lebensweise

Durch eine zweckmässige Ernährung und Lebensweise kann die Entstehung eines chronischen Nierenleidens mit all seinen schlimmen Folgen verhütet werden. Am Anfang sollte der Kranke wenig essen und genügend trinken. Die Diät bei einer Nierenentzündung besteht aus frischen Früchten wie Äpfel, Birnen, Trauben, Bananen, Orangen, Datteln, Feigen, Beeren und frischen Gemüsen wie Blattsalate, Karotten, Kohl, sowie Kartoffeln, Vollgetreide und Reis. Einzuschränken sind fettes Fleisch, Eier, Käse und erhitzte Fette. Als Getränke eignen sich kohlensäurefreies Mineralwasser, Leitungswasser, Hagebutten-, Brombeerblätter- und Apfelschalentee. Wo eine familiäre Disposition zu Nierenleiden besteht, ist es gut, auf alkoholische Getränke zu verzichten.

Hausmittel

Zinnkraut Bei Nierenleiden bringen warme Sitzbäder mit Zusatz von Zinnkraut (Ackerschachtelhalm) bedeutende Linderung. 2 Handvoll Zinnkraut 5 Minuten kochen, den Absud dem Sitzbad beifügen.

Hagebutten Die Früchte der Heckenrose, die Hagebutten, sind zur Behandlung von Nieren- und Blasenleiden sehr hilfreich. Hagebuttentee fördert die Urinausscheidung ohne Reizung von Nieren und Blase.

Goldrute	Die Goldrute (Solidago virgaurea) ist ein altes und bewährtes Nierenmittel. Sie heilt Nierenerkrankungen, die mit Fieber einhergehen, dunklen und trüben Urin zeigen und zu Harnvergiftung führen könnten. Tee: 1 Teelöffel Goldrutentee pro Tasse Wasser kalt ansetzen, 6 bis 8 Stunden ziehen lassen und täglich 2 Tassen trinken. Tinktur: 3-mal täglich 15 bis 20 Tropfen in einem Löffel Wasser einnehmen.
Nierentee	Löwenzahnwurzel, Birkenblätter, gelbes Labkraut, Spitzwegerich zu gleichen Teilen mischen, 1 Teelöffel in einer Tasse Wasser heiss aufgiessen, täglich 2 bis 3 Tassen trinken. Dieser Tee hilft bei mangelhafter Nierenausscheidung sowie Nieren- und Blasenkatarrhen.

Homöopathische Mittel

Apis D3-D6	Gedunsenes Gesicht, geschwollene Augenlider, wassersüchtige Anschwellungen (Ödeme), Harndrang mit Abgang kleiner Mengen Urin, kein Durst. Der Urin enthält meist Eiweiss und Spuren von Blut.
Cantharis D4-D6	Entzündungen der Nieren, des Nierenbeckens und der Blase, meist verbunden mit Brennen vor und nach dem Wasserlassen, Harndrang oder Harnverhaltung, Urin oft mit Blut vermischt.
Aconitum D4-D6	Entwickelt sich eine Nierenentzündung im Anschluss an eine Erkältung, ist die Haut heiss und trocken, hilft Aconit besser als alle andern Mittel.
Belladonna D4-D6	Bei akuten Erkältungen mit Blutandrang nach dem Kopf und feuchter Haut.

Oleum terebinthinae D4-D6 — Hilft bei Nierenbecken- und Blasenkatarrh, passt sowohl für akute als auch für langandauernde Entzündungen. Schmerzhaftes, schwieriges Urinieren, Urin mit Blut, Eiweiss und Schleim, krampfhafter Urindrang, entzündete Nieren nach jeder Erkältung.

Lycopodium D4-D6-D12 — Blasen- und Nierenkatarrh, vergeblicher Harndrang, Harnstrahl langsam und schwach, schmerzhaftes Brennen längs der Harnröhre mit viel Drang, rötlicher Sand im Urin.

Mercur sublimatum D6-D12 — Ist am häufigsten angezeigt bei chronischen Nierenentzündungen. Der Urin ist eiweisshaltig, spärlich, blutig, Krämpfe in den ableitenden Harnwegen.

Argentum nitricum D5-D12 — Brennen der Harnröhre während und nach dem Harnabgang, Neigung zu Sand- und Steinbildungen. Selbst bei heftigen Nierenkolikanfällen wird oft eine schnelle Beschwerdefreiheit erzielt.

Arsen D5-D6-D12 — Eines der wichtigsten Mittel bei chronischen Nierenentzündungen. Wasseransammlungen in Bauch und Beinen, Gesicht gelblich angeschwollen, Abmagerung, Kräfteverfall, rasche Erschöpfung.

Nierensteine

Bei starker Konzentration des Urins oder bei entzündlichen Krankheiten der Nieren können gewisse Stoffe, besonders Harnsäure, auskristallisieren und sich im Nierenbecken niederschlagen wie der Weinstein im Fass.

Vorerst bildet sich Harngries, das sich zu kleinen oder grösseren Steinen zusammenballen kann. Wenn solche Steine in den Harnleiter geschwemmt werden, können sie diesen verstopfen, wodurch oft sehr schmerzhafte Nierenkoliken ausgelöst werden, die manchmal mit Temperaturanstieg, Übelkeit und Erbrechen verbunden sind. Da solche Steine oft scharfkantig sind, treten nach Anfällen oft Blutbeimischungen im Urin auf.

Nierengries, Nierensand und kleinere Steine können durch natürliche Mittel in Verbindung mit einer geeigneten Diät ausgetrieben werden. Grössere Steine dagegen können die Harnwege nicht mehr passieren, sodass eine Operation notwendig wird.

Ernährung und Lebensweise

Durch eine zweckmässige Ernährung und Lebensweise lässt sich die Bildung von Nierensteinen weitgehend verhüten. Durch erhöhte Flüssigkeitszufuhr ($1^1/_2$ bis 2 Liter pro Tag) werden die Nieren gut durchgespült. Personen, die zu Steinbildung neigen, sollten nebst der bei Nierenleiden angegebenen Diät Rhabarber, Spinat, Sellerie, Tomaten, Senf, Räucherwaren, Kakao und Schokolade meiden. Da sich steinbildende Substanzen in den Nieren besonders nachts durch Harnstauung während des durchschnittlich achtstündigen Schlafes anreichern, sollten zu Steinbildung veranlagte Menschen nicht nur unmittelbar vor dem Schlafengehen, sondern nach etwa 4-stündiger Nachtruhe die Blase entleeren und ein Glas Wasser trinken.

Hausmittel

Zinnkraut — Bei Nierenkolik bringt oft ein warmes Sitz- oder Vollbad unter Zusatz von Zinnkrauttee bedeutende Erleichterung.

Umschlag und Tee — Den schmerzhaften Nierenkolikanfall dämpfen wir mit feucht-warmen Umschlägen auf die Blasen- und Nierengegend und trinken dazu Tee aus Hirtentäschelkraut und Spitzwegerich.

Wasser, Tee — In vielen Fällen fördert schon das reichliche Trinken von Wasser das Abgehen von Harnsteinen. Verstärkt wird diese Wirkung durch Tee aus harn- und steintreibenden Kräutern wie Hagebutten, Schachtelhalm, Odermennigkraut, Birkenblätter, Breitwegerich und andere Wegericharten. Am wirksamsten sind Breitwegerichsamen: 3-mal täglich $^1/_2$ Teelöffel voll eingenommen, treiben sie Nieren- und Blasensteine schmerzlos fort.

Tee bei Nierensteinen — Je 30 Gramm Goldrute, Brennnesselblätter, Hauhechelkraut, Zinnkraut, Spitzwegerich mischen, 2 Teelöffel pro Tasse Wasser heiss aufgiessen. Dieser Tee wirkt wassertreibend, ohne die Nierengewebe zu reizen und fördert den Abgang von Nierengries und Nierensteinen. Die Neubildung von Steinen wird verhindert, wenn der Tee längere Zeit genommen wird.

Vitamin A — Schon seit längerer Zeit ist bekannt, dass Vitamin A die Bildung von Nierensteinen verhindern und schon vorhandene Steine austreiben kann. Vitamin A als Beta-Karotin ist reichlich vorhanden in Wassermelonen, Kürbis, Aprikosen, Tomaten, Karotten, Papayas, Milchprodukten und Blattgemüsen.

Homöopathische Mittel

Belladonna D4-D6 — Nach akuten Erkältungen mit Blutandrang nach dem Kopf, Schmerzen in der Harnröhre, ständigem Harndrang. Belladonna ist bei Kolikanfällen besonders wirksam im Wechsel mit Colocynthis.

Berberis D4 — Stechende Schmerzen in der Nierengegend, nach allen Richtungen ausstrahlend, besonders längs des Harnleiters; Harndrang, Brennen in der Harnröhre beim Wasserlassen; Urin mit dickem Schleim und mehligem Niederschlag.

Magnesium phosphoricum D4-D6 — Kolikschmerz, Besserung durch Bewegung und warme Anwendungen.

Silicea D12 — Harndrang mit tropfenweisem Abgang und Brennen in der Harnröhre, häufiges Wasserlösen während der Nacht. Silicea D6-D12 und Natrium phosphoricum D6-D12 längere Zeit genommen, sollen die Bildung von Nierensteinen verhindern.

Calcium carbonicum D12-D30 — Urin dunkel, häufiger Harndrang mit weissem Niederschlag, reichlicher Wasserabgang nachts. Durch häufige Gaben wird ein Nierenkolikanfall oft in überraschend kurzer Zeit gelindert.

Petroselinum D4 — Plötzlicher Harndrang, erreicht das WC kaum. Der Urin ist mit Harnsäure überladen, was einen dicken Bodensatz verursacht.

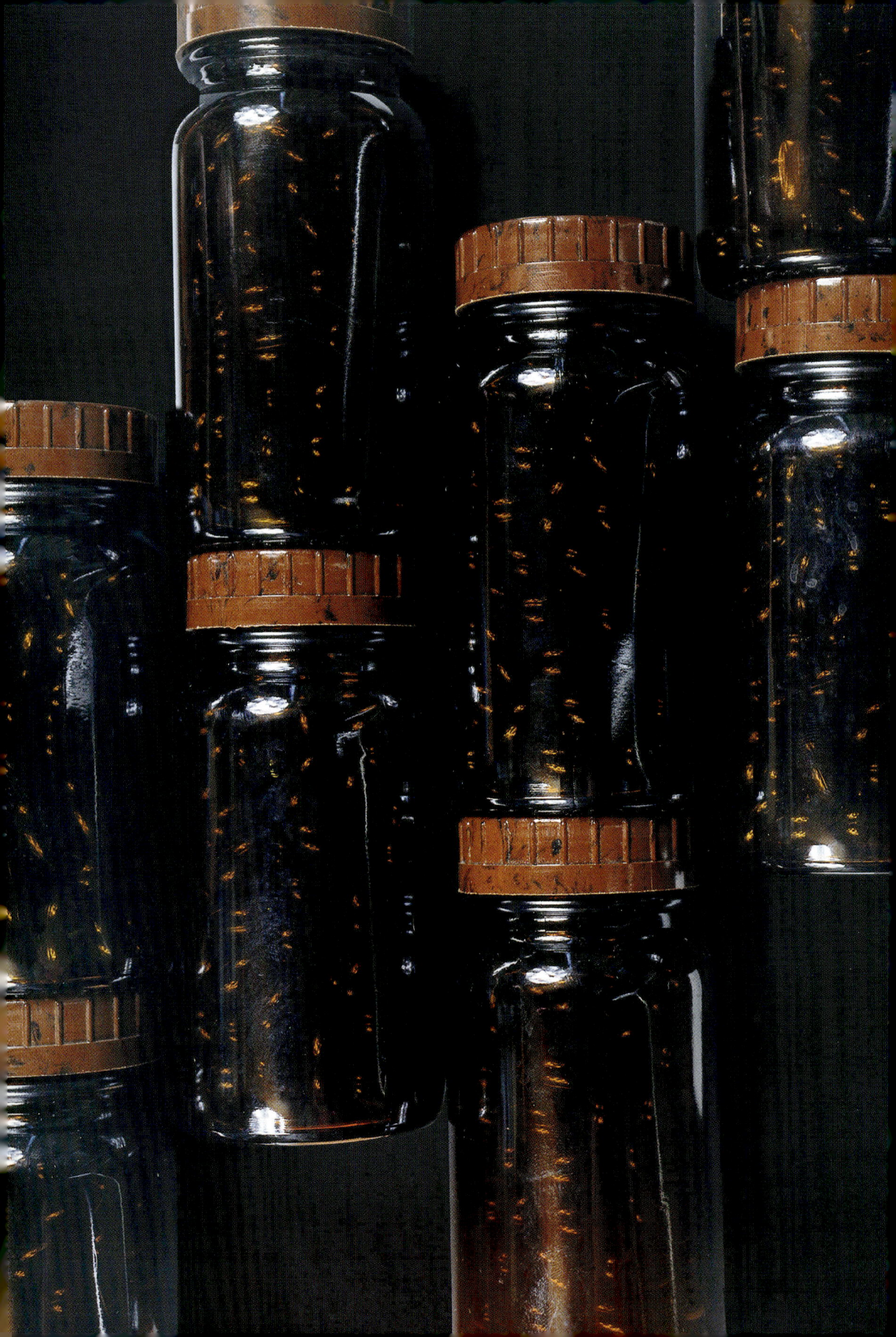

Osteoporose

Kalzium ist das wichtigste Element für den Knochenaufbau. Unser Skelett besteht zu sechzig Prozent aus Kalzium-Salzen, welche für die Festigkeit der Knochen verantwortlich sind. Durch ungenügende Zufuhr von Kalzium wird das Knochensystem porös und verliert seine Festigkeit. Wenn der Körper durch die Nahrung zu wenig Kalzium bekommt, holt er sich dieses Mineral aus der Knochensubstanz. Durch die Entkalkung wird das Knochengewebe brüchig oder durch Fasergewebe ersetzt, welches den Belastungen nicht mehr gewachsen ist.

Durch den Kalkschwund verbiegen und verformen sich Wirbelsäule, Beckenknochen und die Knochen der Beine. Es können sich X- und O-Beine bilden. Einzelne Wirbel verlieren ihre Festigkeit, sinken in sich zusammen oder brechen ein. Der Patient leidet vor allem nachts unter quälenden Rückenschmerzen. Der Körper kann bis zu 15 Zentimeter schrumpfen, und der Rücken krümmt sich zum typischen Witwenbuckel. Die Osteoporose führt zu einer vermehrten Brüchigkeit der Knochen älterer Menschen, besonders zu Hüft- und Oberschenkelfrakturen, die schwer heilen und oft eine bleibende Behinderung nach sich ziehen.

Frauen über fünfzig sind besonders von Knochenabbau betroffen. Nach den Wechseljahren nimmt die Bildung des Hormons Östrogen stark ab und damit die Fähigkeit des weiblichen Organismus, genügend Kalk aufzunehmen. Aber auch bei Männern über fünfzig werden vermehrt Kalkmangelzustände festgestellt. Kalkmangel in der Nahrung erhöht die Anfälligkeit gegenüber Infektionskrankheiten, verschlechtert den Zustand der Zähne und lässt die Nägel brüchig und die Haare spröd werden.

Vermehrte Kalziumzufuhr brauchen auch Kinder im Wachstum, um ein starkes Knochengewebe aufzubauen. Kinder, die an Kalkmangel leiden, sind leicht erkältet und leiden häufig an Husten, Katarrh und Fieber. Wenn der Kalkspiegel sinkt, können Muskelzuckungen und Krämpfe die Folge sein.

Weissdornkapseln. Zur Stärkung von Herz- und Kreislauf bietet uns die Natur den Weissdorn an. Präparate aus Blüten, Blättern und Früchten des Weissdornstrauches fördern die Durchblutung der Herzkranzarterien und werden auch mit gutem Erfolg beim so genannten Altersherz angewendet. Sie passen auch besonders bei ermüdeten und erschöpften Personen mit schwacher Herztätigkeit. Weissdornpräparate haben den grossen Vorteil, auch bei längerem Gebrauch völlig unschädlich zu sein.

Ernährung und Lebensweise

Von grösster Wichtigkeit bei Kalkmangelzuständen ist die Ernährung. Kalzium muss dem Körper in genügender Menge zugeführt werden. Gute Kalklieferanten sind grüne Blattgemüse, Weisskohl, Rohgemüse, Vollkornprodukte, Nüsse und Obst. Auch Milchprodukte sind kalkreich. Menschen, die wegen einer Allergie auf Milch verzichten müssen, leiden nicht unter Kalkmangel, wenn sie genügend kalkreiche Nahrungsmittel verzehren. Menschen mit Milchallergie können Milchzucker (Laktose) nicht verdauen, wodurch das Kalzium der Milch nicht aufgenommen werden kann.

Notwendig für den Kalkstoffwechsel ist das Vitamin D. Dieses Vitamin sorgt dafür, dass der Körper Kalzium in die Knochen einbauen kann. Vitamin D wird durch die Bestrahlung mit Sonnenlicht gebildet. Bei Knochenentkalkung und rachitischen Zuständen ist der Aufenthalt an Sonne und frischer Luft deshalb sehr wichtig. Gerade während der Wintermonate, wenn wir wochenlang unter einer Nebeldecke leben, ist der Vorrat an diesem Vitamin erschöpft. wir sollten uns deshalb gelegentlich einen Ausflug über die Nebeldecke gönnen. Vitamin D ist in Hefe, grünen Gemüsen, Milch und besonders reichlich in Lebertran enthalten. Eine Überzufuhr von Vitamin-D-haltigen Präparaten kann jedoch nachteilig wirken.

Stimulierend auf die Knochen wirkt regelmässige Muskelbetätigung durch sanfte Sportarten wie Gymnastik, Schwimmen, Spazierengehen. Bewegungsarmut fördert die Bildung von Osteoporose.

Es gibt weitere Faktoren, die den Knochenschwund begünstigen. Dazu gehören übermässiger Konsum von Alkohol, Kaffee, Tabak und gewisse Medikamente wie Kortison. Weissmehlprodukte und Zuckerwaren sind Kalkräuber.

Hausmittel

Eierschalenpulver Personen mit schlechter Knochenbeschaffenheit und Wirbelsäulenerkrankungen und Störungen des Kalkstoffwechsels, wird die Einnahme von Eierschalenpulver empfohlen. Eierschalen in einer Reibeschale oder in einem Mörser zerstossen, zweimal täglich einen Teelöffel gestrichen voll zusammen mit etwas flüssiger oder fester Nahrung über längere Zeit einnehmen.

Homöopathische Mittel

Calcium phosphoricum D6-D12 Passt für blutarme, bleiche, skrofulöse Kinder und hoch aufgeschossene Stadtkinder. Es ist ein wirksames Mittel bei der Behandlung von Rachitis, Schwäche der Wirbelsäule und bei allen Formen von unvollkommener Knochenbildung und Knochenentwicklung. Bei chronischen Katarrhen der Schleimhäute erzielt man mit diesem Mittel eine auffallende Kräftigung und Widerstandsfähigkeit der Atemwege gegen Erkältungen und Infektionen. Bei Schulkopfschmerzen männlicher und weiblicher Studenten braucht man selten ein anderes Mittel zu geben als Calcium phosphoricum. Das Mittel fördert die Kallusbildung und bewirkt dadurch eine schnelle Heilung gebrochener Knochen.

Calcium carbonicum D6-D12 Ist angezeigt bei Kindern mit schwachen Gliedern, schwachen Muskeln und schwachen Knochen. Der Calcium-carbonicum-Typ ist meistens phlegmatisch und neigt zu konstitutioneller Fettsucht. Solche Kinder lernen spät gehen und sind oft etwas geistig zurückgeblieben. Calcium carbonicum ist häufig eine wahre Panazee bei Kalkmangelstörungen, Störungen des Knochenwachstums und rachitischen Zuständen.

Homöopathische Kalkpräparate haben oft eine erstaunliche Wirkung auf Zähne und Knochen. Sie wollen dem Körper nicht wie die üblichen Kalkpräparate den fehlenden Kalk zuführen. Eine normale Ernährung enthält genügend Kalk. Durch diese Mittel wird der Organismus vielmehr angeregt, Kalk aus der Nahrung aufzubauen und in den Körper-Kalk-Haushalt zu integrieren. Sie kurieren also den fehlerhaften Kalkstoffwechsel.

Silicea D 6–D 12   Kieselsäure ist ein vortreffliches Mittel bei langsamer Knochenbildung. Besonders empfehlenswert ist Silicea bei schwachen Binde- und Stützgeweben, Bandscheibenschäden, brüchigen Nägeln und Haarausfall.

Prostataleiden

Die in Grösse und Form einer Kastanie ähnliche Drüse des Mannes umgibt den blasennahen Teil der Harnröhre ringförmig. Bei Männern ab fünfzig ist ein leichtes Anschwellen dieser Drüse fast die Regel. Dies macht aber oft wenig oder gar keine Beschwerden.

Bei stärkerer Vergrösserung drückt die Prostatadrüse jedoch auf die Harnröhre und behindert den Urinabgang. Zuerst verspürt man einen verzögerten Beginn des Wasserlösens. Häufiger Harndrang, besonders nachts, macht dem Patienten das Leben schwer. In vielen Fällen kann sich die Blase nicht vollständig entleeren, Bakterien setzen sich leicht darin fest und können eine Harnweginfektion verursachen.

In fortgeschrittenen Fällen kann sich der Mittellappen der Prostatadrüse über die Harnröhrenöffnung legen, wodurch der Harnstrahl versiegt. Eine Entleerung der Blase ist nur noch durch einen Katheter möglich. In frühen Stadien oder nach der Operation, die manchmal nicht zu umgehen ist, sind Heilmittel aus der Naturapotheke besonders wertvoll.

Die Vergösserung der Prostatadrüse ist meistens gutartig. Doch empfiehlt sich bei beginnenden Beschwerden eine Vorsorgeuntersuchung durch einen Facharzt (Urologen).

Zur Pflege und Gesunderhaltung der Harnwege sollten Männer ab fünfzig vorbeugend etwas tun, besonders wenn eine familiäre Disposition zu Prostataleiden vorhanden ist. Durch eine geeignete Diät und Lebensweise in Verbindung mit bewährten Heilmitteln können Männern spätere Schwierigkeiten weitgehend erspart werden.

Ernährung und Lebensweise

Meiden Sie kalte Getränke und Unterkühlung von Nieren und Blase. Bei kalten Füssen sind aufsteigende Fussbäder von Nutzen.

Sorgen Sie für eine geregelte Darmfunktion und für genügend Bewegung, um Stauungen in den Unterleibsorganen zu verhüten. Gesunde Vollwertnahrung: Zu bevorzugen sind Obst, Gemüse, Salate, Vollkornprodukte, Reis, Mais, Hafer, Hirse, Kartoffeln, Karotten, Tomaten, Nüsse.

Hausmittel

Brennnessel Brennnesselwurzeln und -kraut eignen sich zur Behandlung der bei älteren Männern häufigen Prostatavergrösserung. Brennnesselpräparate als Tinktur oder Tee verbessern den Harnfluss und vermindern die Harnmenge. Sie haben sich bei nächtlichem Harndrang und Harnträufeln bewährt.

Wiesengeissbart Wiesengeissbart (Spiraea ulmaria), dessen Wurzeln und Blüten ausser Salicylsäureabkömmlingen auch Saponine und reichlich Kieselsäure enthalten, ist besonders zusammen mit Schachtelhalm als Tee oder Extrakt von wundervoller Wirkung, wenn bei älteren Männern mit Prostatavergrösserung der Urin nur spärlich abgeht.

Weidenröschenkraut Weidenröschenkraut (Epilobium parviflorum) als Tee oder Frischpflanzentinktur übt einen günstigen Einfluss bei Entzündungen von Blase und Prostata aus. Es erleichtert den Wasserabgang und hilft bei Harndrang und Harnträufeln.

Heidekraut, Glockenheide Tee aus Heidekraut (Calluna vulgaris) wird wie seine Verwandte, die Glockenheide (Erica carnaea), als Mittel gegen Blasenkatarrh besonders Prostataleidender gebraucht. Beide Heidekrautarten besitzen ganz ähnliche Inhaltsstoffe und Wirkungen wie die Bärentraubenblätter.

Kürbissamen	1 bis 2 Teelöffel Kürbissamen täglich gekaut sind wirksam bei Entzündung und Vergrösserung der Vorsteherdrüse.
Petersilie	Nach Pfarrer Künzle ist Perersilientee aus Wurzeln und Kraut eines der besten Mittel bei Prostataleiden.
Zinnkraut	Warme Sitzbäder unter Zusatz von Zinnkrautabsud wirken bei Erkältungen von Blase und Prostata oft wahre Wunder.
Prostatatee	Brennnesselwurzeln, Brennnesselkraut, Ackerschachtelhalm, Goldrute, Espenblätter zu gleichen Teilen mischen, 1–2 Teelöffel mit siedendem Wasser übergiessen, täglich 2 bis 3 Tassen trinken. Dieser Tee ist besonders wertvoll bei Prostataleiden in Verbindung mit Harnverhaltung und -brennen.

Homöopathische Mittel

Sabal serrulata 0-D3	Von günstiger Wirkung auf Blase und Prostata ist besonders die Beerentinktur der Sägepalme, die in Florida beheimatet ist. Sie wird wegen ihrer bisweilen überraschenden Wirkung bei Harnverhaltung als homöopathischer Katheter bezeichnet. Das Mittel passt für gereizte, depressive Patienten, die unter nächtlichem Harndrang, Brennen und Schmerzen in der Harnröhre, besonders beim Wasserlösen, leiden.
Magnesium sulfuricum D6	Die Magnesiumsalze leisten bei Prostataleiden oft grosse Dienste, besonders Magnesium sulfuricum. Es ist besonders angezeigt bei Blasenkatarrh und Blasenkrämpfen nach Erkältungen.
Conium D4-D6	Bei Harndrang, aussetzendem Harnstrahl, Postatavergrösserung im Anfangsstadium, Impotenz.
Staphisagria D4-D6	Bei Prostatavergrösserung, Blasenreizungen, Blasenkatarrh mit Harndrang, Schneiden und Brennen längs der Harnröhre; passt für reizbare, ärgerliche, hypochondrische Patienten.

Ferrum picrinicum D4-D6 Lästiges Jucken und Brennen vom Damm bis in die Harnröhre hinauf, nächtlicher Harndrang, Völlegefühl im Mastdarm, Harnträufeln. Ist besonders wirksam im Wechsel mit Sabal serrulata.

Cantharis D4-D6 Heftiger Harndrang, der Urin geht tropfenweise ab, erregter Geschlechtstrieb, Brennen vor und nach dem Harnlassen, Harnverhaltung, akute Nieren- und Blasenentzündungen.

Rheuma

Rheuma ist der Sammelname einer ganzen Reihe von Störungen des Bewegungsaparates, deren gemeinsame Kennzeichen Schmerzen in Muskeln, Sehnen und Gelenken sind. Rheuma kommt von einem griechischen Wort, das so viel wie fliessen bedeutet. Aber nicht nur die Schmerzen des Rheumatikers fliessen und springen von einem Gelenk ins andere, auch die Ansichten der Ärzte über die Entstehung des Leidens sind im vollen Fluss. Man kann Rheuma in drei Gruppen einteilen:

– *Weichteilrheuma (ausserhalb der Gelenke)*
– *Gelenkrheuma (Arthritis)*
– *Degeneratives Rheuma (Arthrosen, Spondylosen, Bandscheibenschäden)*

Für die verschiedenen rheumatischen Erkrankungen gibt es verschiedene Ursachen: erbliche Belastungen, Übergewicht, Stoffwechselstörungen, Allergien, Infektionen, Eiterherde an Zähnen und Mandeln, üppige und falsche Ernährung bei gleichzeitigem Mangel an Bewegung. In jüngster Zeit sind Viren in Verdacht geraten, an gewissen Erkrankungen des rheumatischen Formenkreises beteiligt zu sein. Psychische Belastungen können sich auf Muskeln und Gelenke übertragen und schmerzhafte Verspannungen und Verkrampfungen hervorrufen.

All dies macht deutlich, dass jeder Rheumafall individuell behandelt werden muss und dass es eine Wunderpille niemals geben kann. Am Anfang der Behandlung steht deshalb die Fahndung nach der Ursache. «Krankheiten fallen nicht aus heiterem Himmel, sie sind die Folge der täglichen kleinen Sünden wider die Natur!» Diese Worte stammen von Hippokrates, dem Vater der Heilkunde, der vor über 2500 Jahren gelebt hat. Sie gelten besonders für rheumatische Krankheiten. Bei richtiger Ernährung und Lebensweise ist Rheuma kein unentrinnbares Schicksal. Die Pflanzenwelt bietet eine reiche Auswahl von nützlichen Rheumamitteln.

Ernährung und Lebensweise

Ernähren Sie sich bewusst mit Vollwertkost: Obst, Gemüse, Salate, Vollgetreide, Müesli, Reis, Kartoffeln.

Fettes Fleisch, Wurst, Käse, Weissmehlprodukte, Süssigkeiten, Alkohol reduzieren oder ganz meiden.

Bewegen Sie sich regelmässig: Gehen, Schwimmen, Radfahren. Durch geeignete gymnastische Übungen kann der Versteifung der Gelenke entgegengearbeitet werden.

Lassen Sie Ihre Zähne regelmässig kontrollieren. Wurzelkranke Zähne können Rheumaschübe auslösen.

Statt Antischmerzmittel Heilpflanzenpräparate oder homöopathische Mittel einnehmen.

Während eines akuten Rheumaschubs ist Fasten die beste Kur. Die Schmerzen und die Gelenksteifheit bessern sich dadurch auffallend schnell. Wichtig ist, dass sie während des Fastens viel trinken.

Hausmittel

Bad, Sonne Als lindernd und heilend bei rheumatischen Erkrankungen galt schon im alten Rom das Baden in Thermalquellen. Durch warme Anwendungen, warme Bäder, Heizkissen, feuchtwarme Umschläge erreicht man eine intensivere Durchwärmung, was zu einer besseren Durchblutung, Entschmerzung und Heilung führen kann. Eine konservative Methode ist die Klimatherapie. Sonne, Sand und ein Aufenthalt im Süden sind für viele Rheumatiker die beste Medizin.

Kochsalz Ein bewährtes Hausmittel gegen rheumatische und gichtische Beschwerden ist unser Kochsalz. Man fülle das Salz in Säckchen von feinem Leinen oder Baumwolle. Diese werden erwärmt und auf die kranke Stelle gelegt. Man kann die Säckchen 10- bis 20-mal erwärmen und benutzen, ehe man sie mit frischem Salz füllt.

Birken-, Eschenlaub Als Volksmittel bei Rheuma und chronischen Gliederschmerzen ist in England Birkenlaub beliebt. Der leidende Körperteil wird in einen mit grünem Birkenlaub mässig gefüllten Sack gesteckt. Es entwickelt sich danach eine fast unerträgliche Hitze und starker Schweiss. Oft tritt schon nach der ersten Anwendung eine bedeutende Besserung ein. Schmerzen und Versteifungen können mit der Zeit beseitigt werden. Eine ähnliche Wirkung hat frisches Eschenlaub.

Wacholdergeist Wie viele andere Einreibsel hat auch der Wacholdergeist seine Liebhaber und Verehrer unter der grossen Zahl der Rheumatiker und Gichtiker.

Oliven-, Wintergrünöl Wirksam ist das Einreiben einer Mischung von Oliven- und Wintergrünöl. 5 Teile Olivenöl werden mit 1 Teil Wintergrünöl gemischt. Mit diesem Liniment werden die erkrankten Teile täglich einmassiert.

Rosmarin Bei rheumatischen und gichtischen Schmerzen, selbst wenn schon Steifheit der Gelenke vorhanden ist, bringen Voll- und Teilbäder mit Rosmarinblättern oft überraschend schnelle Hilfe. Zu einem Vollbad nimmt man ein halbes Pfund Rosmarinblätter, übergiesst sie mit siedendem Wasser und fügt diesen Aufguss einem Bade zu.

Teemischung 2 Teelöffel Weidenrinde, mit je 1 Teelöffel Birkenblätter, Brennnesselkraut, Hauchelkraut und Wiesengeissblattblüten mischen, 1 Teelöffel dieser Mischung pro Tasse Wasser heiss aufgiessen, hilft gegen harnsaure Diathese und Rheuma.

Pflanzenextrakt, Tee Ein Pflanzenextrakt oder Tee aus Eschenblättern, Weidenrinde, Goldrute und den Blättern der Zitterpappel kann rheumatische Leiden lindern und heilen und zwar ohne Nebenwirkungen. Diese Mischung bewirkt eine starke Senkung und Ausscheidung der Blutharnsäure und wirkt entzündungshemmend und schmerzlindernd zugleich.

Homöopathische Mittel

Causticum D4-D6 — Ist eines der wirksamsten Mittel bei chronischem Rheumatismus. Die Sehnen sind wie verkürzt, die Gelenke schmerzhaft und steif. Charakteristisch für Causticum ist die Besserung bei nasser Witterung, Einschlafen und Gefühllosigkeit ganzer Körperpartien wie Arme, Beine, Finger.

Rhus toxicodendron D4-D6 — Die Schmerzen mildern sich bei länger dauernder Bewegung, Verschlimmerung durch Ruhe und Feuchtigkeit. Die Schmerzen sind Folgen von Überanstrengung, Durchnässung, Erkältungen, Verstauchungen, Zerrungen. Besonders erfolgreich ist Rhus bei Neuralgien aller Art, bevorzugt die linke Seite, eignet sich für akute und chronische Fälle.

Bryonia D4 — Werden Schmerzen in der Ruhe besser und bei jeder Bewegung schlimmer, ist Bryonia das richtige Mittel. Liegen auf der kranken Seite bringt Erleichterung. Die Gelenke sind zuweilen rot, heiss und geschwollen. Schwächegefühl und Steifigkeit in allen Gliedern. Bryonia passt für ärgerliche, gallige Personen.

Sulfur D4-D6-D 30 — Ist eines der wichtigsten Arzneimittel bei chronischem Rheumatismus (nebst Calcium carb., Lycopodium, Silicea und Causticum). Er ist nebst Kalium chloratum eines der besten Ausscheidungsmittel für Stoffwechselgifte. Rheumatische Entzündungen durch Kälte und Nässe, Schmerzen in allen Gelenken, in Nacken, Kreuz, Bandscheiben und Rückenmuskulatur. Bei Rheuma und Arthrose der linken Schulter sollte man nebst Ferrum immer an Sulfur denken.

Schlaflosigkeit

Die Schlaflosigkeit hat in unserer hektischen Zeit stark zugenommen. Innere Spannungen, Konflikte, Gemütsbewegungen, allgemeine Nervosität stören die innere Ruhe und Gelassenheit, die für einen gesunden Schlaf nötig sind. Mancher schläft nicht gut, weil sein Gehirn zu wenig, ein anderer weil es zu stark durchblutet ist. Übermässiger Genuss von Alkohol und Kaffee können nachts den Schlaf rauben. Es erschwert den Schlaf, wenn wir abends zu viel, zu schwer, oder zu spät essen. Dadurch wird der Körper während der Nacht durch schwere Verdauungsarbeit belastet.

In vielen Fällen sind Ängste, Sorgen, Kummer, Enttäuschungen die bösen Geister, die den Schlaf fernhalten. Viele Menschen machen sich zu viele, unnötige Sorgen, und haben sie keine Sorgen mehr, so sind sie eifrig daran, sich neue zu besorgen. Viele leiden an Einschlafstörungen, weil sie nach dem Abknipsen der Nachttischlampe die Gehirntätigkeit nicht abschalten können. Andere können nicht durchschlafen und erwachen zu früh oder werden von schweren Träumen geplagt.

Neuere Untersuchungen haben gezeigt, dass in vielen Fällen eine Überlastung des vegetativen Nervensystems die Ursache von Schlafstörungen ist. Diese hochsensible Schaltstelle des Körpers steuert die lebenswichtigen Funktionen von Kopf, Herz, Magen und Nerven. Gerät sie aus dem Gleichgewicht, so kommt es zu Schlafstörungen, Magenbeschwerden, Kopfdruck oder Nervosität. Eine länger andauernde Schlaflosigkeit kann Begleiterscheinung einer organischen Störung sein. In solchen Fällen muss erst die Ursache erkannt und behandelt werden.

Das individuelle Schlafbedürfnis ist je nach Alter und Veranlagung sehr verschieden. Es gibt Menschen, die wenig Schlaf brauchen, mit 4 bis 5 Stunden auskommen und dabei munter und gesund sind. Andere brauchen 8 bis 10 Stunden Schlaf.

Bitte greifen Sie bei Schlaflosigkeit nicht sofort zu Tabletten. Der so eingeleitete Schlaf hat nicht die regenerierende

Wirkung eines Naturschlafes. Bei längerem Gebrauch können die meisten Medikamente Nebenwirkungen hervorrufen oder sogar zu Abhängigkeit führen. Dazu kommt, dass solche Tabletten Träume verhindern. Träume aber sind, wie Schlafforscher herausgefunden haben, für einen erholsamen Schlaf notwendig.

Ernährung und Lebensweise

Wer sich am Tag viel bewegt, schläft nachts besser. Schlafstörungen können durch Mangel an körperlicher Tätigkeit ausgelöst werden. Ein Spaziergang von einer halben Stunde abends fördert die Durchblutung, beruhigt die Nerven und vermehrt die Sauerstoffaufnahme. Durch frische Abendluft werden die Sorgen des Tages weggeblasen.

Gehen Sie nicht mit vollem Magen ins Bett. Die Verdauung arbeitet nachts langsamer als bei Tag. Bei der Abendmahlzeit, die ein paar Stunden vor dem Zubettgehen eingenommen werden sollte, sind kohlehydratreiche Nahrungsmittel wie Kartoffeln, Gemüse und Reis vorzuziehen; weniger geeignet sind fette, gebackene und gebratene Speisen.

Verzichten Sie auf Aufputschmittel wie Kaffee, Schwarztee oder Cola-Getränke.

Autogenes Training: Nach dem Zubettgehen kommen die angestrengten Nerven oft nicht zur Ruhe. Am leichtesten gelingt die Entspannung durch das bewusste Schwermachen der Gliedmassen. Man rede sich selbst zu und behaupte einfach, wie es der Hypnotiseur tut: Meine Arme werden immer schwerer und schwerer, dann Beine, Rumpf, Hals, Kopf und Hände. Am schwersten ist es, die Spannung der Gesichtsmuskeln zu lösen.

Um einen guten Schlaf zu errreichen, wird geraten, das Bett auf den magnetischen Pol auszurichten, also mit dem Kopf nach Norden und den Füssen nach Süden.

Pflanzentinktur. Schon seit vielen Jahren stellen wir Tinkturen aus Frischpflanzen her. Die erforderlichen Kräuter werden abseits von Häusern, Dörfern, Strassen der Natur entnommen. Durch Vollauszüge aus der ganzen Pflanze hat man die Gewähr, die Gesamten Wirkstoffe in die Tinktur hineinzubringen.

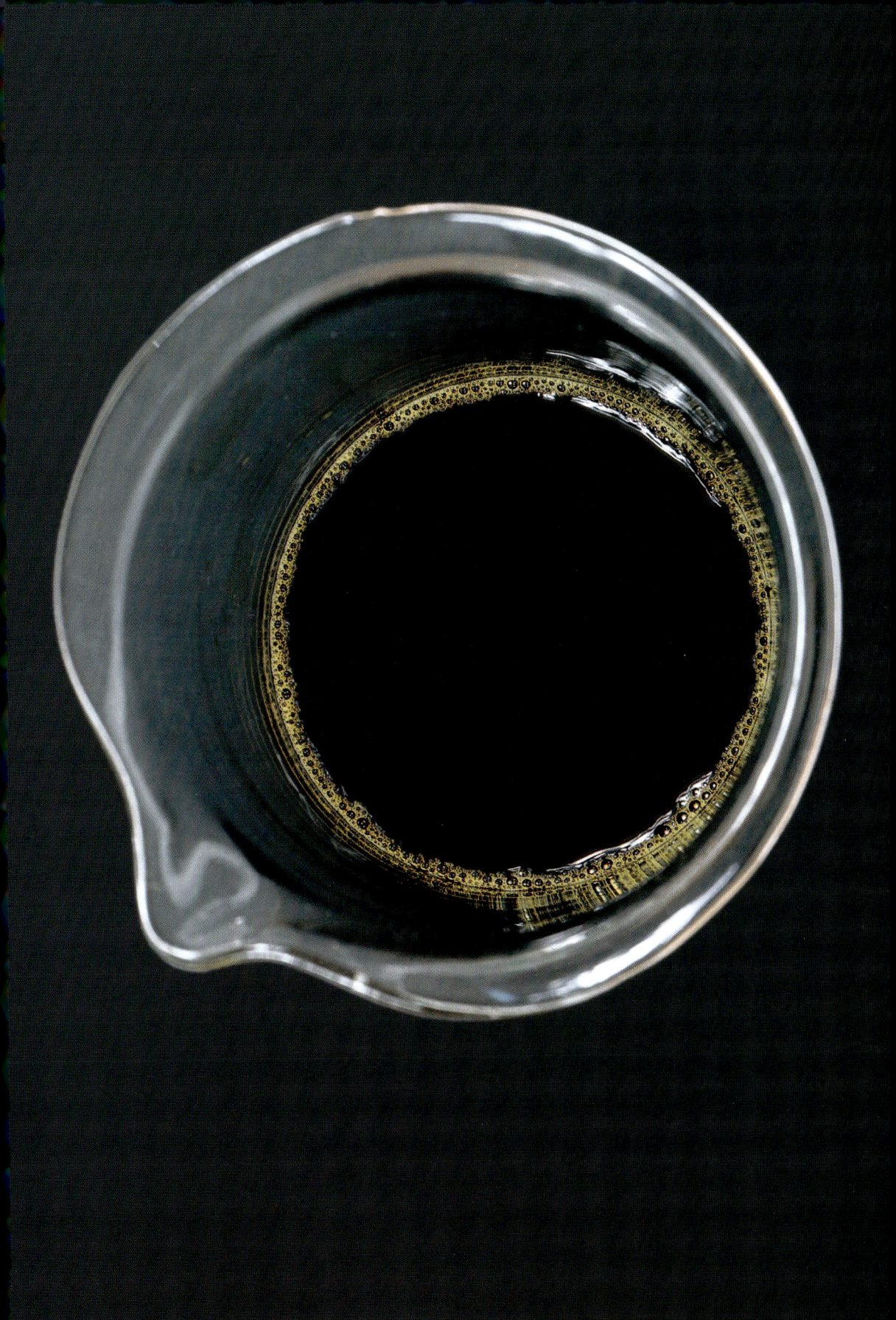

Hausmittel

Wasseranwendungen Probieren Sie folgende Wasseranwendung: Eine Schüssel mit kaltem Wasser füllen, die Arme bis zum halben Oberarm während 20 bis 30 Sekunden eintauchen. Sie werden erstaunt sein, wie schnell sich Herz und Puls dadurch beruhigen. Vielen hilft ein Vollbad vor dem Schlafengehen mit Zusatz einer Abkochung von Fichtennadeln (auch Fertigpräparate sind erhältlich). Auch aufsteigende Fussbäder haben sich bewährt.

Zwiebel-Milch Der Genuss eines Teelöffels fein gehackter Zwiebeln in einer Tasse Milch hat in vielen Fällen von Schlaflosigkeit geholfen.

Bienenhonig-Milch 1 Teelöffel Bienenhonig wird in einer halben Tasse Milch gelöst und eine halbe Stunde vor dem Zubettgehen getrunken.

Baldrian Vergessen wir die Arzneikräuter unserer Wiesen und Wälder nicht. Hier finden wir echte Beruhigungsmittel für unsere Nerven und Schlafhilfen. Ein altbewährtes Mittel bei Unruhe und Schlafproblemen ist der Baldrian. Er ist ein beliebtes Entspannungs- und Entkrampfungsmittel. Tee aus Baldrianwurzel und die gute alte Baldriantinktur helfen bei nervösem Herzklopfen, besänftigen krampfhafte Schmerzen und vegetative Störungen im Magen- und Darmbereich.

Melisse Melissentee kann manchem nervösen Zeitgenossen, der Nervenbelastungen und Stress ausgesetzt ist, zu einem erholsamen Schlaf verhelfen. Ausgesprochen günstig wirkt die Melisse auch bei Magennervosität und nervösen Verdauungsstörungen. Für Kinder ist der Melissentee ein probates Mittelchen, um das Einschlafen zu erleichtern und einen tieferen Schlaf zu ermöglichen.

Schlaf- und Beruhigungstee 2 Teelöffel Baldrianwurzeln mit je 1 Teelöffel Melissenblätter, Schafgarbenblüten, und Johanniskraut mischen, 1 Teelöffel pro Tasse Wasser heiss aufgiessen.

Homöopathische Mittel

Passiflora 0-D3 — Eines der besten Mittel gegen Schlaflosigkeit bei Unruhe und Erregungszuständen des ganzen Nervensystems. Es besänftigt die Nerven erregter oder geistig überforderter Patienten und verschafft ihnen einen erholsamen Schlaf, innere Ruhe und Ausgeglichenheit. Besonders wirksam ist Passiflora, wenn es zusammen mit Avena sativa 0 (Hafertinktur) eingenommen wird, wobei die Wirkung allerdings erst nach einigen Tagen einzusetzen beginnt. Dosis: 3-mal täglich 20 bis 30 Tropfen der Tinktur einnehmen.

Aconitum D4-D6 — Blutwallungen, Hitzegefühl, Unruhe nachts, Herumwälzen im Bett, angsterfüllte Träume, Schlafstörungen mit Herzangst.

Nux vomica D4-D6-D30 — Schlaflosigkeit bei Menschen mit sitzender Lebensweise, Verdauungsschwäche und Darmträgheit, nach übermässigem Genuss von Kaffee, Tee, Alkohol, Medikamenten oder nach geistiger Überanstrengung; passt für ärgerliche, reizbare Menschen.

Coffea D6-D12 — Einschlafstörungen infolge Gedankendrangs. Der Patient erwacht beim geringsten Anlass (Katzenschlaf).

Cocculus D4-D6 — Schlafstörungen nach Überarbeitung, z.B. erschöpfende Krankenpflege; Erregungszustände, Nervosität, Schwindel morgens beim Aufstehen; passt für Bücherwürmer, sensitive, depressive Frauen mit unregelmässiger Regel.

Kalium carbonicum D6 — Allgemeine Schwäche und Müdigkeit, nervöse Herzstörungen, Herzklopfen nach Überanstrengung, unregelmässiger Herzschlag; passt für blutarme, nervöse, reizbare Menschen.

Schuppenflechte (Psoriasis)
➤ **Hautkrankheiten**

Die Psoriasis ist eine Hautkrankheit, bei der eine erbliche Veranlagung eine Rolle spielen kann. Sie beginnt oft schon in jugendlichem Alter und verläuft in Schüben. Besonders an den Kniescheiben, Ellbogen oder der behaarten Kopfhaut zeigen sich rötliche Flecken, die von weiss-grauen Schuppen bedeckt sind. Aber auch der ganze Körper, einschliesslich der Nägel, können befallen sein.

Übergewicht

Ein Hauptproblem unserer Wohlstandsgesellschaft ist der Kampf mit den Pfunden. Auf Plakaten, im Werbefernsehen, in Inseraten werden die feinsten Naschereien angepriesen. In Läden und Supermärkten ist alles zu haben und wird auf das Appetitlichste präsentiert. Wer kann da, trotz Abmagerungswünschen, widerstehen?

So dürfen wir uns nicht wundern, wenn ein sattes, träges Leben Spuren hinterlässt. Das dem Körper zu viel zugeführte Fett wird abgelagert. Die überreichliche Kohlehydratzufuhr (Stärke, Zucker) wird in Fett umgewandelt. Zwar wollen viele unserer Zeitgenossen nicht wahrhaben, dass sie zu viel essen. Sie führen alle möglichen Gründe an, warum sie trotz angeblich minimaler Nahrungszufuhr immer dicker werden. Wenn man aber den Speisezettel solcher Patienten anschaut, so findet man die Fehlerquellen fast immer entweder im Übermass oder in der Unzweckmässigkeit der Nahrungs- und Flüssigkeitszufuhr bei gleichzeitigem Mangel an körperlicher Betätigung. Es wird zu viel gegessen und zu viel gesessen. Allerdings können auch Funktionsstörungen der inneren Drüsen, wie Schilddrüse, Eierstöcke, Keimdrüsen und Hirnanhangsdrüse, die Ursache von Fettleibigkeit sein.

Nicht nur aus Eitelkeit, sondern auch aus gesundheitlichen Gründen sollten wir dem Übergewicht entgegenarbeiten. Fettablagerungen bedeuten eine starke Überlastung des Organismus, besonders des Herzens, das alles unnötige Fett mit Blut zu versorgen hat. Der Übergewichtige neigt zu Kreislaufstörungen, hohem Blutdruck, Arteriosklerose, Venenentzündungen, Diabetes, Gicht und degenerativen Erkrankungen der Gelenke und der Wirbelsäule. Oft ist Blutarmut damit verbunden.

Wenn sich zu Korpulenz Herzschwäche gesellt, so wird die Harnabsonderung geringer und die Gewebe weisen nebst Fettablagerungen einen zu hohen Wassergehalt auf. Sicher besteht in vielen Fällen eine angeborene, erblich bedingte Anlage zu Übergwicht. Es gibt Menschen, denen alles an-

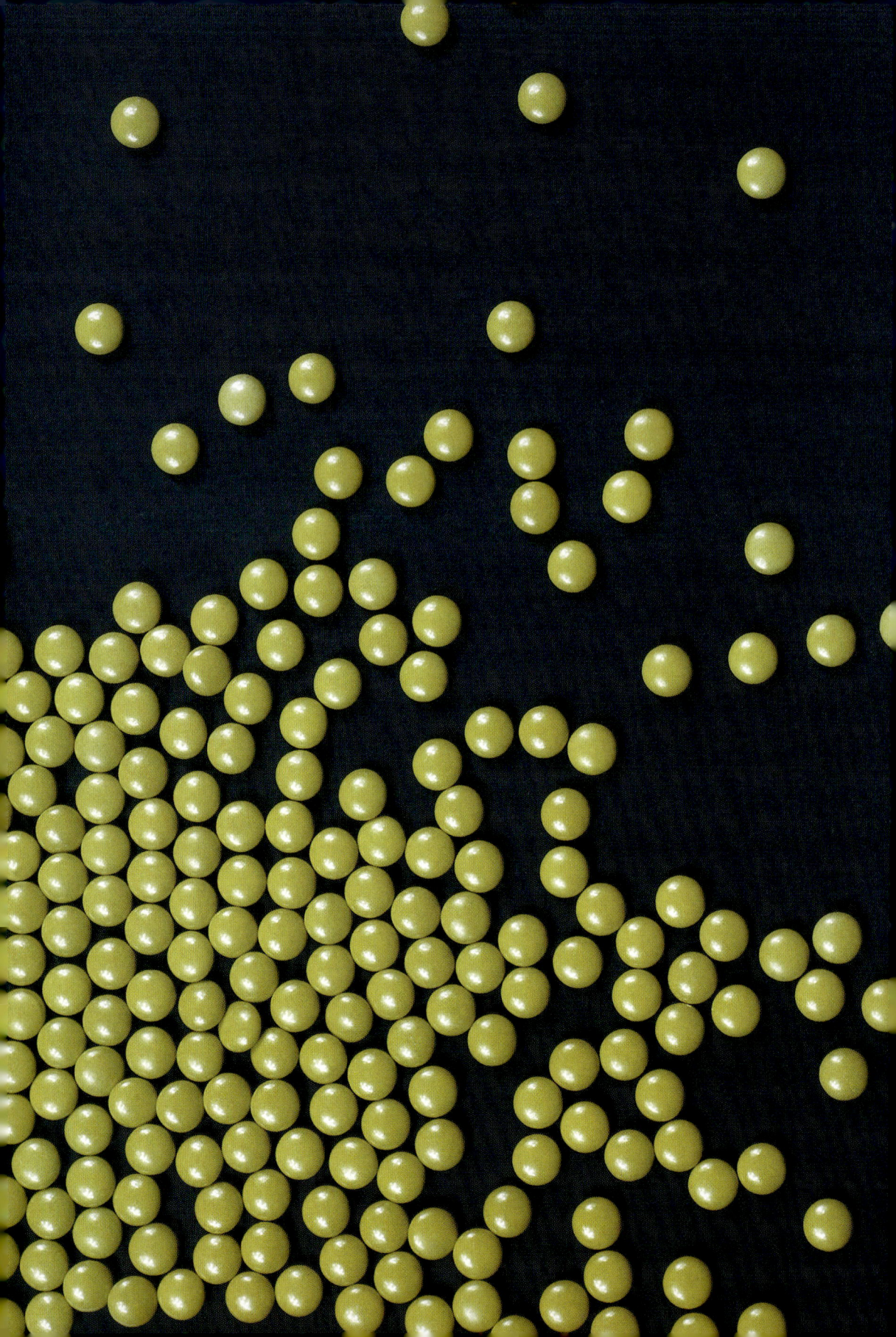

schlägt, obwohl sie verhältnismässig wenig essen und andere, die essen können, so viel sie wollen, und dennoch schlank bleiben.

Oft zeigt sich bei Kindern schon früh deutliches Übergewicht. Die Ursachen dafür sind oft den Eltern anzulasten. Wer den niedlichen Kleinen jedes Stück Schokolade, jedes Naschwerk gewährt, ihnen keinen Eisbecher, kein Sirüpchen, kein Cola-Getränk versagt, der hat schon früh den Grundstein für späteres Leid gelegt.

Viele möchten ihr Fett auf möglichst bequeme Art los werden. Sie träumen von einer Wunderpille, mit deren Hilfe man nach Herzenslust schlemmen darf und dabei schlank wird. Sie möchten eine Änderung der bisherigen Lebensgewohnheiten umgehen und sind nicht bereit, sich körperlich und geistig an einer Kur zu beteiligen. Nur zu gerne glauben sie Werbeversprechungen, die durch amerikanische, tibetische oder indische Wunderpillen ein schnelles Abnehmen garantieren.

Viele quälen sich mit einseitigen, extremen Schlankheitsdiäten herum. Diese können Stoffwechselstörungen oder ein Defizit an essentiellen (lebenswichtigen) Nährstoffen zur Folge haben. Bei manchen dieser Diäten werden wenig Kohlehydrate gegessen, dafür Fleisch, Wurstwaren, Käse, Speck, Eier in fast unbegrenzten Mengen. Diese Überfütterung mit Fett und Eiweiss hat mit der Zeit einen Anstieg der Cholesterinwerte und eine Harnübersäuerung zur Folge.

Appetitzügler haben einen schlechten Ruf, besonders wenn sie Amphetamine und Ephedrin enthalten. Solche Mittel können Konzentrationsschwäche, Erschöpfungszustände und Psychosen verursachen und zu Süchtigkeit führen.

Ernährung und Lebensweise

Wer die überflüssigen Pfunde los werden will, muss in erster Linie seinen Speisezettel revidieren. Um dünner zu werden, muss man nicht hungern, sondern anders essen. Hauptursache der Gewichtszunahme ist ein hoher Verbrauch an raffi-

Kräuter-Dragées. Seit Jahrtausenden bilden die Heilpflanzen nebst einigen mineralischen und tierischen Substanzen die Heilmittel der Menschheit. Im Zuge der «Zurück-zur-Natur-Bewegung» ist die Nachfrage nach überliefertem Heilwissen unserer Vorfahren stark gewachsen. Unsere Kräutertabletten bestehen aus sinnvollen Mischungen bewährter Heilpflanzen, die sich in jahrelanger Anwendung bewährt haben.

nierten Kohlehydraten. Weisse Auszugsmehle, weisser Industriezucker und zu fette Speisen beherrschen heute unsere Küchen. Zu viel an Süssigkeiten, Brot, Wurst, Teigwaren, Fetten und so weiter sind die Ursache der überzähligen Kilo. Ein hie und da aufkommendes Hungergefühl muss ertragen werden. Der Verstand und der Wille müssen stärker sein als die Lust und die Sucht. Es gibt ein chinesisches Sprichwort, über das nachzudenken sich lohnt: «Die Hälfte von dem, was der Mensch isst, ernährt ihn selbst, die andere Hälfte ernährt den Arzt.» Menschen, die langsam essen und gut kauen, essen automatisch weniger. Gutes Kauen und Einspeicheln der Nahrung ist der beste Appetitzügler.

Sei stark wie ein Held deinem «Glust» gegenüber und du wirst bald schlank und rank und viel unternehmungslustiger sein. Zum Erfolg einer Schlankheitskur gehört genügend Bewegung in Form von Spaziergängen, Gartenarbeit, Schwimmen und so weiter. Es überrascht vielleicht, dass man bis zu sieben Kilos in einem Jahr abnehmen kann, wenn man täglich eine halbe Stunde zu Fuss geht, – vorausgesetzt, man isst nicht mehr als sonst.

Hausmittel

Tee Eine wesentliche Unterstützung bei der Behandlung von Fettleibigkeit kann man durch Frühstücks- und Stoffwechseltees erhalten. Sie fördern die Funktionen der Ausscheidungsorgane (Darm, Leber, Nieren) und aktivieren den Stoffwechsel. Eine bewährte Teemischung besteht zu gleichen Teilen aus Brennnesselblättern (Stimulierung aller Verdauungs- und Ausscheidungsorgane), Birkenblättern (Förderung der Nierentätigkeit, entwässernd), Faulbaumrinde (Förderung der Darmtätigkeit), Löwenzahnwurzeln (Förderung der Leber- und Bauchspeicheltätigkeit) und Blasentang (Schilddrüsenaktivator, Förderung der Fettverbrennung), 1 Teelöffel pro Tasse Wasser heiss aufgiessen, längere Zeit 3-mal täglich 1 Tasse trinken.

Meeralgen Da an Fettleibigkeit oft die Schilddrüse hormonal beteiligt ist, erklärt sich die gute Wirkung jodhaltiger Pflanzen zur Aktivierung der Schilddrüsentätigkeit. Dazu eignen sich besonders Meeralgen wie Blasentang, Carrhageen und Agar-Agar. Mit dem Umgang mit Meeralgen, die in Tablettenform erhältlich sind, ist jedoch eine gewisse Vorsicht geboten. Hier wie überall in der Heilkunde gilt der Satz, der den Ärzten der Antike als oberstes Prinzip galt: Primum non nocere! – Vor allem nicht schaden! Wer nach Einnahme von Meeralgentabletten einen zu schnellen Puls wahrnimmt (Schilddrüsenüberfunktion), sollte für den ganzen Tag nur eine Tablette einnehmen.

Topinambur Ein bewährter Appetitzügler zum gesunden Abspecken ist die Süsskartoffel Topinambur. Man kann diese Knollen, die jeden Herbst auf dem Markt erscheinen, roh geraffelt dem Salat beimischen. Die inulinhaltige Topinamburknolle erfüllt wichtige Funktionen bei der Umwandlung von Fetten und ist ein wohlschmeckendes und bekömmliches Wurzelgemüse.

Matetee Ein Mittel, um das Abnehmen zu erleichtern, ist der aus Südamerika stammende Matetee (Ilex paragueyensis). Tee aus Mateblättern dämpft Hungergefühle, sodass es nicht schwer fällt, kalorienärmer zu essen. Mateblätter enthalten wie Kaffee anregendes Koffein. Gleichzeitig wurden in den Blättern Inhaltsstoffe nachgewiesen, welche die erregende Wirkung des Koffeins dämpfen. Nach den Angaben südamerikanischer Ärzte ist Mate ein wirksames Diureticum (wassertreibendes Mittel) und ein allgemeines Stärkungsmittel. Er stimuliert Herz und Nerven, macht munter und wirkt verdauungsfördernd ohne Nebenwirkungen zu verursachen. Er ist besonders geeignet für Sportler, Rekonvaleszente, ältere, blutarme und leicht ermüdbare Menschen. Nach der Einnahme von 3 bis 4 Tassen täglich während 4 Wochen nehmen die meisten Patienten 2 bis 3 Kilo ab.

Verstopfung

Eine grosse Zahl von Krankheiten sind die Folge mangelhafter Darmtätigkeit. Durch ungenügende Darmentleerung kommt es zu Stauungen und Zersetzung des Darminhaltes, und die dadurch entstehenden Fäulnisprodukte vergiften den ganzen Organismus. Die Stuhlverstopfung hat einen erheblichen Einfluss auf das Aussehen und das Allgemeinbefinden des Menschen. Er leidet an Appetitlosigkeit, Unwohlsein, allgemeiner Müdigkeit und Arbeitsunlust. Seine Haut hat eine üble Ausdünstung.

Ein träger Darm erweist sich oft als Giftküche unseres Organismus und kann zum Verursacher vielfältiger Leiden wie Leber- und Gallenstörungen, Nierenleiden, Hämorrhoiden, Divertikulose, Kopfschmerzen oder Hautleiden aller Art werden. Das populäre Sprichwort «Der Tod sitzt im Darm!» hat seine Berechtigung.

Ernährung und Lebensweise

Um eine chronische Stuhlverstopfung zu beheben, muss man in erster Linie den Speisezettel revidieren. Die Nahrung muss vor allem genügend Ballaststoffe enthalten. Reich an Ballaststoffen sind Vollkornprodukte, Obst (Äpfel, Birnen, Pflaumen, Feigen. Weinbeeren) und Gemüse (Kohl, Kartoffeln, Sauerkraut, Salate).

Eine weitere Ursache der Darmträgheit ist der Mangel an Bewegung. Die meisten Verstopften findet man unter den Stubenhockern. Spaziergänge, Gymnastik, Gartenarbeit wirken der Erschlaffung der Darmmuskulatur entgegen.

In vielen Fällen ist chronisches Zuviel- und Schnellessen für Darmträgheit verantwortlich. Es ist wichtig, dass die Nahrung gründlich gekaut und eingespeichelt wird, was die Verdauung wesentlich erleichtert.

Anstatt die Ursachen der Stuhlverstopfung zu ergründen – falsche Ernährung, langes Sitzen, wenig körperliche

Bewegung, zu geringe Flüssigkeitszufuhr – wählen viele Menschen den scheinbar einfacheren Weg über das Abführmittel. Ein Abführmittel kann vorübergehend nützlich sein. Etwa bei einer akuten fieberhaften Erkrankung, die von Verstopfung begleitet ist, oder um nach dem Genuss unbekömmlicher Speisen eine Darmreinigung zu erzielen. Der fortgesetzte Gebrauch wirkt jedoch auf die Dauer nachteilig, weil dieser unter anderem durch Ausschwemmung von Mineralstoffen zu einem Kalium- und Magnesiummangel führen kann, was eine Schwächung des Herzmuskels bewirkt.

Darmeinläufe sind in hartnäckigen Fällen manchmal nötig und nützlich, bringen aber auf die Dauer keine Heilung der Stuhlverstopfung.

Hausmittel

Heilerde — Ein einfaches, wirksames Mittel bei hartnäckiger Verstopfung ist Heilerde. In einem Glas Wasser 1 bis 2 Teelöffel Heilerde verrühren und in kleinen Schlucken, am besten morgens nüchtern, trinken. Mit dem Frühstück eine Stunde warten.

Dörrpflaumen, Feigen — Bei Verstopfung esse man Dörrpflaumen oder Feigen, welche man durchschneidet und ein paar Tage in gutem Olivenöl liegen lässt.

Rizinusöl — Als Universalmittel gegen Verstopfung nimmt der Italiener Rizinusöl, das er Riscaldi nennt. Als Frühlingskur nimmt er 3 bis 4 Tage lang je 1 bis 2 Löffel davon: «Purga il sangue e rinfresca!»

Leinsamen — Ein gutes altes Hausmittel bei Darmträgheit ist der Leinsamen. Die Schleimstoffe der Samen in Verbindung mit dem fetten Öl wirken anregend auf die Darmbewegung und fördern die Gleitfähigkeit des Darminhaltes. Gleichzeitig wirken sie entzündungswidrig, krampflösend und schmerzstillend auf Magen und Darm und sorgen dafür, dass schädliche

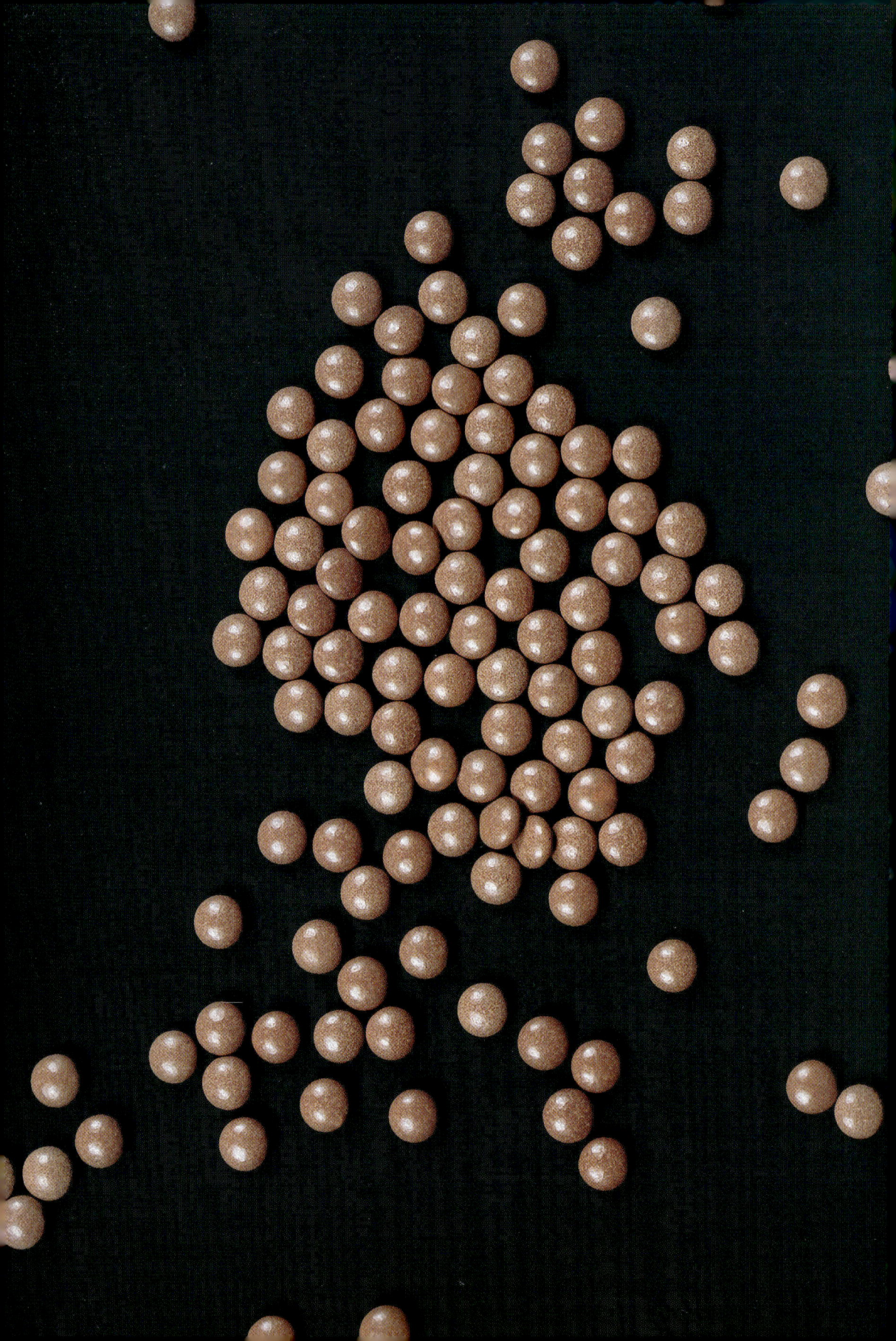

Darmbakterien nicht überhand nehmen. Dosierung: 1 bis 3 Teelöffel der geschroteten Samen werden in einer Tasse Wasser vorgequollen und dann am besten zu den Mahlzeiten eingenommen.

Teemischung 20 Gramm Löwenzahnwurzeln, 20 Gramm Gänsefingerkraut, 20 Gramm Wasserhanf, 20 Gramm Fenchel, 10 Gramm Bitterklee mischen. 1 Teelöffel dieser Mischung in 1 Tasse Wasser heiss aufgiessen, morgens früh und abends je 1 Tasse trinken. Diese Teemischung ist ein mildes, darmreinigendes Mittel bei Darmträgheit und schwacher Verdauung. Sie regt die Funktionen des Dickdarms und die Darmeigenbewegung, die sogenannte Peristaltik, an (Wasserhanf), wirkt krampfstillend (Anserine), fördert die Leberfunktion (Löwenzahn), regt die Magen- und Bauchspeicheldrüsentätigkeit an (Bitterklee) und wirkt blähungstreibend und krampfstillend (Fenchel).

Homöopathische Mittel

Lycopodium D4-D6-D12 Grosse Neigung zum Aufblähen, Anlage zu Leberkrankheiten, hartnäckige Verstopfung.

Nux vomica D4-D6 Besonders bei Menschen mit sitzender Lebensweise, Hämorrhoiden, Völlegefühl und Unbehaglichkeit nach dem Essen.

Natrium muriaticum D6-D12 Häufige Magenbeschwerden, Säurebildung, Aufstossen, grosser Durst; heilt oft sehr hartnäckige Verstopfungen, besonders im Wechsel mit Nux vomica.

Graphites D6-D12 Fehlen jeglichen Stuhldranges (im Wechsel mit Lycopodium einnehmen), Stuhlabgang erfordert oft grosse Anstrengung, auch bei weichen Stühlen; passt für Frauen mit spärlicher Regel und Lageveränderung der Unterleibsorgane.

Kräuter-Dragées. Die älteste Arzneiform ist der Verzehr ober die Auflage der frischen Pflanze. Später kam die Einnahme von Kräutertees und der zu Pulver verarbeiteten Kräuter hinzu. Während sich die Teeform heute noch einer grossen Beliebtheit erfreut, ist die Einnahme von Pflanzenpulver aus der Mode gekommen. Gefragt sind heute Tabletten und Dragées. Der Mörser hat in der Apotheke fast nur noch symbolischen Wert.

Sulfur D6 — Brennende Schmerzen in After und Mastdarm, erfolgloser Stuhldrang, Hämorrhoiden, Magen- und Darmstörungen.

Podophyllum D4 — Oft ein glänzendes Mittel gegen Stuhlverstopfung. Es wirkt wie Lycopodium anregend auf den Leberstoffwechsel, und darauf kommt es bei chronischer Stuhlverstopfung in sehr vielen Fällen wesentlich an. Neigung zu Vorfall des Afters.

Silicea D6-D12 — Chronische Verstopfung, Schlaffheit der Darmmuskulatur, kälteempfindlich, Eine Abneigung gegen Fleisch; passt für schwächliche Personen.

Wechseljahre

Diese Lebensphase ist keine Krankheit, sondern ein natürlicher Vorgang. In dieser Zeit verlangsamt sich die Tätigkeit der Eierstöcke und die Hormonproduktion nimmt ab. Während manche Frauen von diesem Übergang nicht viel spüren, treten bei andern verschiedene Beschwerden ein. Am häufigsten wird über Wallungen, fliegende Hitzen und Schweissausbrüche geklagt, die oft so stark sind, dass die betroffenen Frauen wiederholt nachts schweissgebadet aufwachen. Das körperliche und seelische Gleichgewicht ist oft gestört, was zu nervöser Reizbarkeit, Kopfschmerzen, Schlafstörungen und andern Beschwerden führen kann. Die Stimmung schwankt von der gerade noch erträglichen Schwarzseherei bis zur tiefen Depression. Man fühlt sich nicht mehr wohl in seiner Haut.

Die Wechseljahre beginnen im Durchschnitt mit dem 48. bis 50. Lebensjahr. Die Menstruation beginnt unregelmässig zu werden und hört schliesslich ganz auf.

Eine Folge des zunehmenden Ausfalls der Hormone Östrogen und Gestagen ist die Entkalkung der Knochen. Infolge dieses Mangels scheidet der Körper mehr Kalzium aus, als er aufnimmt. Wenn der Kalziumgehalt im Blut sinkt, nimmt der Körper das benötigte Mineral aus den Knochen, wodurch diese porös und brüchig werden. Am häufigsten befällt der Knochenschwund die Wirbelsäule. Die einzelnen Wirbel verlieren ihre Stabilität und sinken in sich zusammen, was oft zu heftigen Rückenschmerzen führt.

Während der Wechseljahre machen sich auch Beschwerden rheumatischer Natur wie Rheuma, Arthrose und Arthritis vermehrt bemerkbar.

Ernährung und Lebensweise

Körperliche Betätigung wie Gymnastik, Sport, Radfahren, Schwimmen kann die Symptome der Menopause wesentlich erleichtern. Frauen, die sich körperlich fit gehalten haben, sind klar im Vorteil, wenn sie in die Wechseljahre eintreten.

Der Ernährung kommt in dieser Zeit eine besondere Bedeutung zu. Reduzieren sollten Sie den Genuss von Zucker, Weissmehlprodukten und tierischen Fetten. Die Angewohnheit, täglich zwischendurch Schokolade, Pralinen, Kuchen, Gebäck, süsse Getränke, Kartoffelchips und dergleichen zu naschen, sollten Sie sich gerade während dieser Zeit abgewöhnen, da dies zu Gewichtsproblemen führen kann, mit denen Frauen während der Wechselzeit oft belastet sind. Zu empfehlen ist eine vollwertige Ernährung mit genügend Obst, Salaten und Vollkornprodukten.

Um dem Knochenabbau (Osteoporose) vorzubeugen, ist eine ausreichende Kalkzufuhr unerlässlich. Kalkreich sind Milchprodukte, Blattsalate, Fische, mageres Fleisch, Gemüse, Feigen, Aprikosen.

Hausmittel

Melisse, Baldrian — Durch einfache Mittel aus der Natur-Apotheke lassen sich unangenehme Begleiterscheinungen der Wechseljahre erträglicher gestalten. Die Behandlung mit Mitteln der Pflanzenheilkunde richtet sich nach den Symptomen, die im Vordergrund stehen. Unruhe, Angst, Nervosität, depressive Verstimmungen bessern sich oft durch Melisse, Baldrianwurzel, Johanniskraut und Schafgarbe.

Salbei — Übermässige Schweissausbrüche können oft durch wenige Tassen Salbeitee behoben werden.

Hartnäckige Blutungen vor und nach den Wechseljahren erfordern eine ärztliche Untersuchung.

Weizenkeime — Weizenkeime oder Weizenkeimöl können mithelfen, den Übergang in den neuen Lebensabschnitt zu erleichtern. Weizenkeime sind durch ihren hohen Gehalt an Vitamin E besonders wertvoll. Wallungen, Unlustgefühle, depressive Verstimmungen werden durch die Einnahme von Weizenkeimpräparaten oft überraschend gebessert.

Johanniskraut Durch die Einnahme von Johanniskraut-Präparaten werden Störungen der Wechseljahre wie Wallungen, Schweissausbrüche, Depressionen, Reizbarkeit oft stark reduziert.

Roter Wiesenklee Die Blüten des roten Wiesenklees enthalten gemäss neueren Forschungen östrogenähnliche Stoffe. Die Volksmedizin verwendet die Pflanze zum Reinigen und Verdünnen des Blutes und zur Förderung der Milchbildung stillender Frauen. Beschwerden der Wechseljahre lassen sich durch eine Teekur mit Wiesenklee erheblich lindern.

Frauenmantel Seit der Antike verwendeten Ärzte und Heilkundige den Frauenmantel als Allerweltsmittel bei Frauenleiden jeglicher Art. Er galt seit jeher als der Frauen bester Freund. Der Frauenmantel ist auch während der Wechseljahre sehr dienlich. Er hemmt Blutungen, kräftigt die Gebärmutter, beruhigt die Nerven und verschafft einen guten Schlaf.

Teemischung Gleiche Teile Frauenmantel, Schafgarbe und Hirtentäschchen mischen, 1 bis 2 Teelöffel dieser Mischung mit heissem Wasser übergiessen, 10 Minuten ziehen lassen, täglich 2 bis 3 Tassen trinken.

Homöopathische Mittel

Sepia D4-D12 Ist eines der am häufigsten angezeigten Mittel des Klimakteriums. Durch Sepia gelingt es besonders, die psychischen Veränderungen der Wechseljahre zu beeinflussen. Die Sepia-Patientin ist labil, reizbar, launisch, niedergeschlagen, empfindlich, depressiv; sie sucht Bewegung in frischer Luft, leidet an venösen Stauungen, Entzündungen von Gebärmutter und Eierstöcken, Wallungen, Schweissen; Drängen der Gebärmutter nach unten.

Cimicifuga 0-D6 Bei allen möglichen Beschwerden der Wechseljahre hilfreich, bei Rheuma und Neuralgie, die sich bei Eintritt in die Wechseljahre verschlimmern. Die Patientin hat jeden Tag eine andere Krankheit, ist nervös, launisch, weinerlich, verzweifelt und depressiv.

Pulsatilla D4-D6 Schwache Funktion der Eierstöcke, Abneigung gegen Fett, venöse Stauungen, kalte Füsse, ständiges Frösteln, Besserung an frischer Luft. Die Patientin ist überempfindlich, depressiv, leicht zum Weinen geneigt, braucht Zuwendung und Mitgefühl.

Lachesis D12-D30 Wallungen, Herzklopfen, Hitze, Neigung zu hohem Blutdruck, vegetative Störungen, Depressionen, Besserung durch Eintritt der Regel; passt für aufgeregte, geschwätzige Patientinnen.

Sulfur D6-D12-D30 Wallungen, Hitze, trockene Haut, Hautausschläge, Jucken der äusseren Geschlechtsteile, Verstopfung.

Stichwortverzeichnis

Abmagerung **13 ff.**
Abszesse **11 ff.**
Abwehrsystem 124
Acidum nitricum 117
Acidum phosphoricum 56, 60, 80, 112, 176
Ackerveilchen 15
Aconitum 39, 84, 87, 95, 162, 170, 179, 201
Aflatoxine 142
Akne vulgaris **15 ff.**
Alkoholgenuss 119, 127, 142
Alkoholmissbrauch 147
Allergien **19 ff.**, 48, 114, 193
Allium cepa 116, 162
Aloe 66, 102
Altersdiabetes 58
Alterungsprozess 78
Alzheimersche Krankheit 76
Anacardium 80
Ananas 135
Angina **22 ff.**, 177
Angina pectoris 26, 52
Angstzustände 164
Antimon crud. 149, 155
Antioxydantien 144
Apis 23, 89, 179
Appetitlosigkeit 151, 208
Appetitmangel 92
Appetitzügler 205, 206
Arbeitsunlust 208
Argentum nitricum 166, 180
Armbad 32
Arnica 29, 118, 122
Arsen 14, 50, 60, 66, 98, 107, 112, 116, 131, 154, 163, 170, 180
Arterienverkalkung **26 ff.**, 52, 58, 119
Arteriosklerose 26, 110, 203
Arthritis 85, 193, 213
Arthrose **31 ff.**, 85, 193, 213
Äsculus 102, 137
Asthma 19, 47, 105, 114
Asthmatee 50
Atemnot 47
Augenbindehautentzündung 19
Augenleiden 105
Augentrost 115
Aurum 122

Aurum metallicum 29, 56
Autogenes Training 198

Bachbungenehrenpreis 71
Bäckerekzem 20
Bakterien 124
Baldrian 165, 200, 214
Bandscheibenschäden 193
Bärentraubentee 38, 108
Bärlauch 17, 69, 122
Baryum carbonicum 24, 29, 79, 122
Bauchspeicheldrüse 13, 58
Bauchspeicheldrüsenkrebs 82
Beifusswurzel 92
Beingeschwür 133
Belladonna 23, 36, 39, 74, 84, 95, 131, 155, 170, 179, 182
Benzpyrene 142
Berberis 183
Beruhigungstee 200
Betonienkraut 13
Bettnässen **35 ff.**
Bettnässertee 36
Bewegungsarmut 31, 58, 119, 128, 134, 153
Bewegungstherapie 31
Bibernellenwurzel 94
Bienenhonig-Milch 200
Birkenlaub 195
Birkenrinde 32
Blähungen 151
Blasenentzündung 35
Blasenkatarrh **37 ff.**
Blasenschliessmuskel 35
Blasentee 39
Blutarmut 11, **42 ff.**
Blutbildender Tee 44
Blutdruck 110, 119
Blutdruck hoher **119 ff.**, 127
Blutdruck niedriger 127, **174 ff.**
Blutfette 52
Blutreinigungstee 106
Blutzuckerspiegel 111
Bockshornkleesamen 13
Brand 58
Brechreiz 151
Breitwegerich 38, 130, 135

Brennnessel 43, 70, 115, 190
Bronchialasthma **47 ff.**
Bronchien 47
Brunnenkresse 60, 71
Bryonia 84, 95, 118, 171, 196
Butter 162
Buttermilch 154

Cactus 112
Cactus grandiflor 29
Calcium 144, 185, 213
Calcium carbonicum 24, 34, 36, 107, 183, 187
Calcium fluoratum 137
Calcium phosphoricum 131, 187
Cantharis 39, 98, 179, 192
Carbo vegetabilis 50, 155
Carduus marianus 75, 83, 103, 137
Causticum 34, 36, 118, 196
Chamomilla 167
Chellidonium 83
China 14, 131, 149, 166, 176
Cholchicum 87
Cholesterin **52 ff.**
Cholesterinspiegel 52
Cimicifuga 216
Coculus 167, 201
Coffea 201
Colocynthis 75, 170
Conium 80, 191
Crataegus 175
Cuprum 50
Cyclamen 159

Darm 13
Darmkatarrh 63, 100
Darmschmerzen 54
Darmstörungen 164, 168
Darmträgheit 100
Depressionen **54 ff.**, 213
Diabetes 11, 13, **58 ff.**, 85, 119, 127, 203
Diabetestee 60
Diabetiker 111
Dialyse 177
Diphterie 177
Divertikulose 208
Dörrpflaumen 209
Durantsche Tropfen 74
Durchfall **63 ff.**

Echinacea 22, 94, 126

Eibischwurzel 112
Eichenrinde 101, 135
Eierschalenpulver 38, 187
Eierstöcke 213
Eisen 144
Eisenmangel 42
Eisennägel 44
Eissen 11
Eiterherde 177, 193
Eiterpickel 15
Ekzeme 67, 105, 147
Entgiften 68
Entschlacken 68
Equisetum 41
Erbrechen 156, 181
Erdbeeren 87
Erika 38, 44
Erkältungen 168
Erkältungskrankheiten fieberhafte **90 ff.**
Erkältungstee 94
Ernährung 15, 26, 31, 42, 59, 63, 73, 86, 100, 105, 110, 121, 126, 134, 148, 153, 156, 178, 181, 186, 190, 194, 198, 205, 208, 213
Eschenlaub 195
Essig 23, 160
Eucalyptusöl 48
Euphrasia 116, 162

Fasten 194
Faulbaumrinde 64
Feigen 209
Ferrum metallicum 44
Ferrum phosphoricum 36
Ferrum picrinicum 192
Fettsucht 11, 119
Fichtennadeln 117
Fichtenreisig 87, 165
Fieber 22, 90
Fingernägel 42
Föhrenreisig 87, 165
Frauenmantel 215
Frühlingsmüdigkeit **68 ff.**
Frühstückstee 206
Furunkulose 11

Galle 73, 82
Gallenblase 73
Gallenblasenkrebs 82
Gallensteine **73 ff.**
Gallenstörungen 208

Gangrän 58
Gänseblümchen 70
Gänsefingerkraut 64, 105
Gedächtnisschwäche **76 ff.**
Geissfuss 70
Gelatine 32
Gelbsucht **82 ff.**
Gelenke 31
Gelenkrheuma 193
Gelenkschmerzen 19, 22
Gelsemium 95, 116, 132, 159, 170, 175
Gemütskrankheit 54
Gestagen 213
Gicht **85 ff.**, 203
Ginko 78
Ginseng 79
Gliederschmerzen 22, 90
Glockenheide 190
Glutatione 144
Goldmelisse 48
Goldrute 73, 179
Graphites 18, 107, 211
Grippe **90 ff.**
Gürtelrose **96 ff.**

Hagebutten 121, 178
Halsweh 90
Hamamelis 98, 103, 137
Hämorrhoiden **100 ff.**, 208
Harndrang 37
Harngriess 181
Harnsäure 85
Harnweginfektion 188
Haut unreine 105
Hautausschläge 19, 105
Hautjucken 147
Hautkrankheiten **105 ff.**
Hautleiden 15, 208
Hefe 11
Heidekraut 38, 44, 190
Heidelbeerblätter 41
Heidelbeeren getrocknete 64
Heilerde 17, 153, 209
Helleborus 80
Hepar sulfuricum 12, 23
Hepatitis 148
Herzinfarkt 26, 52, 108
Herzklopfen 119, 164
Herzleiden 22
Herzschwäche 174
Herzstörungen **108 ff.**

Heublumen 87, 117
Heuschnupfen 19, 47, **114 ff.**
Hexenschuss **117 ff.**
Hirtentäschchen 96
Hoher Blutdruck **119 ff.**, 127, 203
Holunder 169
Huflattich 135
Husten 90
Hypericum 99
Hypertonie **119 ff.**, 127
Hypotonie 127, **174 ff.**

Ignatia 56
Immergrün 79
Immunschwäche **124 ff.**
Immunsystem 19, 22, 48, 124, 139
Impotenz 54
Infektionen 193
Insulin 58
Interferon 126
Ipecacuanha 50, 66
Iris versicolor 159
Ischias 168
Isländisches Moos 13, 17

Jodum 29, 122
Johannisbrotbaum 64
Johanniskraut 55, 215
Johannisöl 17, 36, 117
Juckreiz 172

Kaffee 127, 130
Kaffee roher 59
Kalium 28
Kalium carbonicum 201
Kalium phosphoricum 36, 166
Kalkmangel 185
Kalkschwund 185
Kamille 17
Kartoffelsaft 154
Kleie 106
Klimatherapie 194
Knoblauch 27, 112, 122, 144
Knochenabbau 185
Knochenaufbau 185
Knochenschwund 213
Knorpel 31
Kochsalz 86, 194
Kohlblätter 96
Königskerzen 101
Königskerzenöl 169

Kopfschmerzen 54, 119, **127 ff.**, 156, 208, 213
Kopfweh **127 ff.**
Kopfwehtee 130
Krampfadern **133 ff.**
Kräutertee 175
Krebs 13, **138 ff.**
Krebsrisiko 110
Krebszellen 124
Kreislaufschwäche 174
Kreislaufstörungen **108 ff.**, 203
Kürbissamen 191
Kurzatmigkeit 119

Lachesis 99, 216
Lähmungen 105
Lamblien 63
Lanolin 115
Lavendel 165
Lebensweise 15, 26, 31, 42, 59, 63, 73, 86, 100, 105, 110, 121, 126, 134, 148, 153, 156, 178, 181, 186, 190, 194, 198, 205, 208, 213
Leber 73, 146
Leberentzündung 82
Leberfunktionsstörungen **147 ff.**, 208
Leberleiden 127
Leberschonkost 82
Lebertee 83
Lebertran 186
Leberzirrhose 148
Lehm 11, 106
Leinsamen 209
Lindenblüten 92, 144
Löwenzahn 60, 69, 148
Lungenembolie 133
Lungenemphysem 47
Lungenentzündung 90
Lycopodium 14, 34, 39, 60, 79, 89, 102, 149, 154, 175, 180, 211

Magen 13
Magenbeschwerden **151 ff.**, 164, 168
Magenkatarrh 63, 100
Magenschmerzen 54
Magentee 154
Magnesium 28, 144
Magnesium phosphoricum 75, 167, 183
Magnesium sulfuricum 191
Malven 11, 22, 76
Mandelentzündung **22 ff.**

Mariendistel 60, 83
Matetee 207
Mattigkeit 90
Medikamente 127
Medikamentenabhängigkeit 127
Medikamentenmissbrauch 142, 147
Meeralgen 207
Meersalz 86
Meisterwurz 80
Melisse 112, 130, 200, 214
Melissengeist 112
Menstruation 213
Menstruationsstörungen 42
Mercur 150
Mercur solubilis 84, 107
Mercur sublimatum 66, 180
Mezereum 98, 99, 107
Migräne 19, 105, **156 ff.**
Migränetee 130
Milch 14, 23
Mistel 27, 122, 146
Mitesser 15
Molke 154
Müdigkeit 208
Muskelschmerzen 90
Mutterkraut 158

Nasenkatarrh **160 ff.**
Nasenspülungen 115
Natrium muriaticum 14, 18, 46, 56, 116, 211
Natrium sulfuricum 50, 60, 66, 150
Nebenhöhlenkatarrh 22, **160 ff.**
Negatives Denken 54
Nervenmittel 96
Nervenschwäche **164 ff.**
Nerventee 165, 166
Nervosität **164 ff.**, 197
Nesselausschlag 147
Nesselsucht 105
Netzhauterkrankung 58
Neuralgie **168 ff.**
Neurodermitis 20, 105, 172
Nickel-Allergie 19
Niedriger Blutdruck 127, **174 ff.**
Nierenbeckenentzündung 37
Nierenentzündung **177 ff.**
Nierengriess 181
Nierenkolik 181
Nierenleiden 22, 127, 208
Nierensand 181

Nierenschrumpfung 177
Nierensteine **181 ff.**
Nierentee 179, 182
Nierenvergiftung 177
Nikotin 110, 127, 142
Nitrosamine 142
Nux vomica 39, 75, 102, 118, 131, 149, 154, 201, 211

Obsttage 53, 105
Ödem 134
Oleum terebinthinae 180
Olivenöl 74, 195
Orientierungsschwierigkeiten 76
Osteoporose **185 ff.**, 214
Östrogen 185, 213

Papaya 135
Passiflora 201
Passivrauchen 47
Petersilie 191
Petroselinum 183
Pfefferminze 32
Pfefferminzöl 130
Pflanzentinktur 198
Phagozyten 139
Phosphor 14, 167
Pilze 124
Plumbum 123
Plumbum jodat 123
Podophyllum 212
Pollen 114
Prostata 37, **189 ff.**
Prostatatee 191
Psoriasis 202
Pubertät 15
Pulsatilla 18, 36, 46, 131, 137, 155, 163, 216
Pusteln 15

Queckenwurzel 162

Randensaft 44
Ranunculus bulbosus 99
Rauchen 110, 119, 142
Reis 121
Reizstoffe 19
Rheuma **193 ff.**, 213
Rheumatee 195
Rhus toxicodendron 98, 117, 171, 196
Ringelblumenblüten 20

Risikofaktoren 27
Rizinusöl 209
Roggenbrot 17
Rosmarin 17, 79, 89, 111, 158, 160, 165, 166, 195
Rosskastanie 135, 170
Ruhelosigkeit 164

Sabal serrulata 191
Salbei 22, 59, 140, 214
Salben 172
Salmonellen 63
Sanguinaria 132, 159
Sauerstoffmangel 128
Säure-Basen-Gleichgewicht 32
Schafgarbe 17, 24, 101
Scharbockskraut 101
Schaufensterkrankheit 26
Schilddrüsenüberfunktion 13
Schlaflosigkeit 54, 164, **197 ff.**
Schlafmangel 127
Schlafstörungen 213
Schlaftee 200
Schlaganfall 27, 52
Schluckbeschwerden 22
Schlüsselblume 56
Schneckenschalen pulverisierte 60
Schnupfen 160
Schöllkraut 83
Schuppenflechte 105, 202
Schüttelfrost 90
Schweissausbrüche 213
Schwindel 119
Schwitzen 164
Secale 30
Secale cornutum 62
Sehstörungen 156
Selen 144
Senfpulver 169
Senfwickel 130
Sepia 56, 107, 215
Serotonin 54
Silicea 12, 34, 89, 116, 132, 163, 171, 183, 188, 212
Sitzbäder aufsteigende 39
Sodbrennen 151
Spannungskopfweh 128
Spigelia 112, 132, 159, 171
Spondilosen 193
Staphisagria 191
Stärkungswein 175

221

Stiefmütterchen 15, 106
Stoffwechselstörungen 127, 172, 193
Stoffwechseltee 206
Storchenschnabel 106
Sulfur 12, 18, 24, 34, 36, 51, 84, 95, 99, 103, 106, 150, 163, 196, 212, 216
Sulfur iodatum 18

Talgdrüsen 15
Tannenreisig 87
Tartar emeticus 50
Terpentinöl gereinigtes 38, 48
Thrombose 133
Thuja 170
Thymian 137, 160, 165
Topinambur 207
Tormentillewurzel 64
Tranquilizer 164
Traubensaft 44
Trigeminus-Neuralgie 168
Typhus 177

Übelkeit 151, 156, 181
Überanstrengung 168
Überernährung 58
Übergewicht 85, 110, 119, 193, **203 ff.**
Übersäuerung 151
Unreine Haut **15 ff.**
Unwohlsein 208
Urin 37

Venenentzündungen 203
Veratrum 66
Verdauungsorgane 105
Verdauungsstörungen 54
Verstopfung 35, 147, **208 ff.**
Verstopfung chronische 128
Vinca minor 79
Viren 124
Vitamin D 186
Vitamine 126, 144
Vollbad aufsteigendes 92
Völlegefühl 151

Wacholdergeist 195
Wacholderreisig 87, 165
Wallungen 213
Wallwurz 98
Wärme 117
Wasseranwendungen 135, 200
Wasserlösen 37

Wechselduschen 175
Wechseljahre 185, **213 ff.**
Wechseljahrtee 215
Weichteilrheuma 193
Weidenrinde 128
Weidenröschen 124, 190
Weissdorn 28, 111
Weissdornkapseln 185
Weizenkeime 214
Weizenmehl 64
Wickel 92
Wiesengeissbart 158, 169, 190
Wiesenklee roter 215
Windpocken 96
Wintergrünöl 169, 195
Wolltuchwickel 162
Wurmreize 35

Zahnwurzeln kranke 177
Zaungiersch 70, 86
Zementekzem 20
Zincum 167
Zink 126, 144
Zinnkraut 135, 178, 182, 191
Zipperlein 85
Zuckerkrankheit 58
Zugluft 168
Zwiebel 144
Zwiebel-Milch 200

Die wichtigsten Heilpflanzen und ihre Anwendung

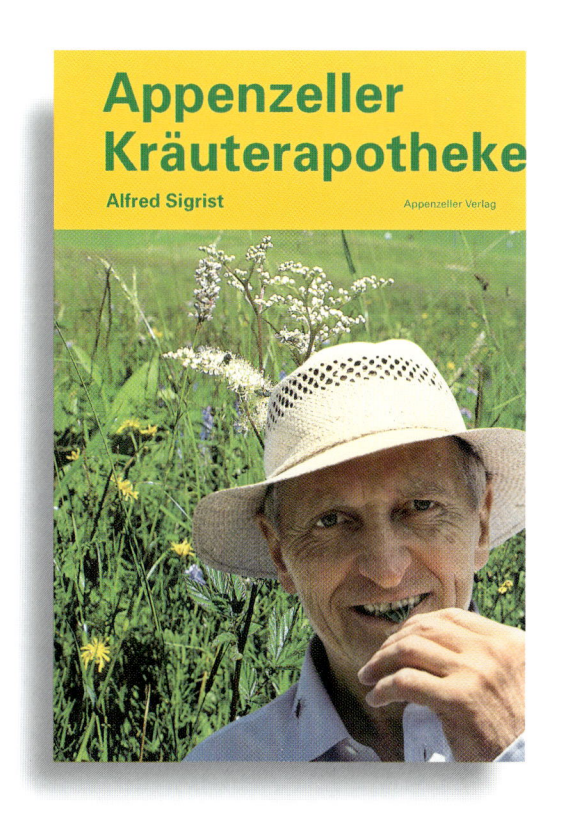

Alfred Sigrist:
Appenzeller Kräuterapotheke
228 Seiten, illustriert
ISBN: 3-85882-202-7
58.–/61.50/448.–

Die siebzig wichtigsten Heilpflanzen, ihre Wirkung und ihre Anwendung beschreibt Alfred Sigrist in dem reich illustrierten Buch, das auch beim Sammeln und Verarbeiten von Kräutern und bei der Behandlung von gesundheitlichen Störungen ein wertvoller Ratgeber ist. Das Buch ist das Werk eines Praktikers, der seinem im jahrzehntelangen Umgang mit Heilpflanzen erworbenen Erfahrungsschatz hier in konzentrierter Form zusammengefasst hat. Das Buch regt an, alle die zumeist unscheinbaren Kräuter kennenzulernen, durch die der Mensch seine Gesundheit bewahren und wieder herstellen kann.

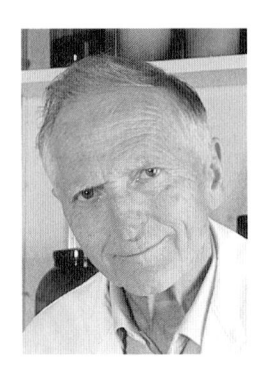

Alfred Sigrist, 1918 in Speicher geboren, gelernter Drogist, fühlte sich von Kindsbeinen an zur Botanik, der «lieblichen Wissenschaft», hingezogen: Nicht nur die Namen der Pflanzen, ihr äusseres Gesicht, ihre Klassifizierung und ihr Verhältnis zur Umgebung interessierten ihn, sondern in ganz besonderem Masse die vielen Rätsel ihrer «inneren Kräfte», ihr seit altersher gerühmter Heilwert. Er trat deshalb in die Fussstapfen seiner Mutter Carolina Sigrist-Schefer, übernahm in den 60er-Jahren deren Naturheilpraxis und die in der Familie überlieferten Rezepturen. In nie endendem Selbststudium erweiterte er sein Wissen. 1997 erschien die «Appenzeller Kräuterapotheke».